**Alguém que
eu costumava
conhecer**

Wendy Mitchell

Alguém que eu costumava conhecer

Tradução
Carolina Simmer

1ª edição

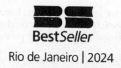

Rio de Janeiro | 2024

TÍTULO ORIGINAL
Somebody I Used to Know: A Memoir

TRADUÇÃO
Carolina Simmer

CIP-BRASIL. CATALOGAÇÃO NA PUBLICAÇÃO
SINDICATO NACIONAL DOS EDITORES DE LIVROS, RJ

M668a   Mitchell, Wendy
     Alguém que eu costumava conhecer / Wendy Mitchell com Anna Wharton ; tradução Carolina Simmer. - 1. ed. - Rio de Janeiro : BestSeller, 2024.

     Tradução de: Somebody I used to know: a memoir
     ISBN 978-65-5712-303-4

     1. Mitchell, Wendy (Wendy P.) - Saúde mental. 2. Doença de Alzheimer - Pacientes - Grã-Bretanha - Biografia. 3. Demência - Pacientes - Grã-Bretanha - Biografia. I. Wharton, Anna. II. Simmer, Carolina. III. Título.

23-87259   CDD: 616.890092
                             CDU: 929:616.89

Gabriela Faray Ferreira Lopes - Bibliotecária - CRB-7/6643

Texto revisado segundo o novo Acordo Ortográfico da Língua Portuguesa.

Copyright © Wendy Mitchell and Anna Wharton, 2018
Published by arrangement with Rachel Mills Literary Ltd.

Copyright da tradução © 2024 by Editora Best Seller Ltda.

Todos os direitos reservados. Proibida a reprodução,
no todo ou em parte, sem autorização prévia por escrito da editora,
sejam quais forem os meios empregados.

Direitos exclusivos de publicação em língua portuguesa para o Brasil
adquiridos pela
Editora Best Seller Ltda.
Rua Argentina, 171, parte, São Cristóvão
Rio de Janeiro, RJ — 20921-380
que se reserva a propriedade literária desta tradução.

Impresso no Brasil

ISBN 978-65-5712-303-4

Seja um leitor preferencial Record.
Cadastre-se no site www.record.com.br e receba informações sobre
nossos lançamentos e nossas promoções.

Atendimento e venda direta ao leitor:
sac@record.com.br

Aconteceu de novo no outro dia. Essa vez foi diferente de todas as outras. Foi bem, bem pior. Não foi uma palavra que perdi na ponta da língua, não foi um adjetivo esquecido, um verbo desaparecido. Eu não levantei do sofá, fui até a cozinha batendo meus chinelos no chão e depois me esqueci de trazer a xícara de chá que tinha acabado de preparar para mim. Não fui até o andar de cima para buscar alguma coisa, cheguei ao último degrau e me dei conta de que não tinha a menor ideia do que eu queria.

Aquilo foi totalmente diferente.

Foi uma ausência absoluta.

Um

    enorme

        buraco

        vazio.

E a pior parte foi que, quando eu mais precisei, você não estava lá.

Estou correndo pela pista que beira o rio com a sensação de algo iminente que não consigo identificar. Faz algumas semanas que ela não passa. Para ser sincera, alguns meses. Como posso descrevê-la? Talvez seja justamente ela o motivo de eu não ter ido ao médico ainda, o motivo de eu não ter tocado no assunto com ninguém, nem com minhas filhas. Como descrever algo assim? Minha mente parece nebulosa, a vida está um pouco menos nítida. De que adiantaria uma descrição genérica como essa? Não quero desperdiçar o tempo do meu médico sem motivo, mas sei que há alguma coisa, a impressão de que não estou funcionando normalmente. Apesar de saber que minha ideia de normalidade ultrapassa o que é considerado normal por outras pessoas, há algo diferente em mim.

Foi essa nebulosidade que me tirou do sofá nesta tarde, que pôs meus pés nos tênis de corrida, que colocou as chaves de casa em uma das minhas mãos e o iPod na outra. Eu não tinha certeza de onde tiraria força para correr, mas sabia que a encontraria: iria me esforçar para superar a relutância inicial, como fiz dezenas de vezes antes, e voltaria para meu apartamento na beira do rio com adrenalina pulsando em minhas veias; eu me sentiria revigorada. Corridas sempre me traziam essa sensação.

Baixo o olhar e vejo meus pés fazendo o trabalho deles, encontrando a velocidade de sempre, o ritmo, as batidas suaves quando piso no concreto, e volto a erguer o olhar para a pista, esperando o mundo entrar em foco, como sempre acontece.

"Quinhentos metros", anuncia a voz robótica nos fones de ouvido, o iPod sincronizado com meus tênis, me motivando a continuar, apesar de agora parecer um sinal de fracasso. Já tive desempenhos melhores. No ano passado, cumpri o Desafio dos Três Picos e ainda consigo me lembrar da sensação de chegar ao topo do primeiro, o Pen-y-ghent, a mais de 600 metros acima do nível do mar; parecia que eu tinha conquistado o mundo. A mesma adrenalina pela qual eu desesperadamente ansiava agora havia bombeado sangue para o meu corpo, me impulsionando a enfrentar outros dois picos no mesmo dia, o vento soprando forte em minhas orelhas. A vida não parecia anuviada naquela época; era completamente nítida.

O clima está frio de um jeito revigorante, e minha legging aperta minhas coxas, mantendo meu calor corporal. Além do som das solas de borracha batendo na pista, o único barulho é o farfalhar dos remos cortando a quietude do rio conforme os remadores treinam entre uma ponte e outra. Eu desço por um lado do rio, cruzando a ponte Millennium, e volto pelo outro lado, uma rota que já percorri muitas vezes. Mas então, em um segundo, tudo muda. De repente, estou caindo. Não tenho tempo nem de esticar as mãos na direção do concreto enquanto o chão se aproxima com tudo. Meu rosto é o primeiro ponto de impacto; uma dor aguda percorre meu nariz e minhas bochechas; sinto um estalo. Algo quente e pegajoso espirra do meu interior. A coisa toda leva dois segundos até que uma imobilidade absoluta tome conta do meu corpo. Aproveito para recuperar o fôlego e, depois de tocar no meu rosto, vejo que minha mão volta coberta de sangue. É nesse momento que a dor me atinge; não apenas a dor física, mas o ardor da humilhação quando olho para minhas pernas emboladas à minha frente e, por um milésimo de segundo, não as reconheço nem entendo o que elas fizeram comigo. Ou melhor, o que permitiram que acontecesse. Quebrei meu nariz, tenho certeza. Levanto com dificuldade, o sangue ensopando meu top de corrida, se infiltrando em cada fibra do tecido. Sem conseguir impedir a mancha de se espalhar ainda mais pelo meu peito, volto cambaleando para casa.

O consultório do meu médico fica perto, então decido ir até lá para ser atendida. A ficha do que aconteceu começa a cair, e, quando finalmente estou frente a frente com a enfermeira, minhas mãos estão tremendo. Meus joelhos também, e torço para ela não perceber.

Ela me manda direto para a emergência. No caminho para o hospital, tento entender o que aconteceu, se o problema teve a ver com a sensação esquisita que me acompanhava ao sair de casa. Era isso? Eu estava prevendo que ia cair no meio de uma corrida? Mas, por algum motivo, parece ser mais que isso. Espero na emergência, o sangue seco amarronzado no meu top e lenços de papel salpicados de vermelho apertados na palma da minha mão. Digo para mim mesma que aquilo aconteceu por acaso, e, então, finalmente sou chamada para ir ao encontro da enfermeira que cuidará de mim.

— Bem, você não quebrou nada — diz ela. — Que sorte a sua. Como isso aconteceu?

— Não sei direito — respondo. — Eu estava correndo.

— Ah, os perigos da corrida — diz ela, rindo. — Sei bem como é!

Nós rimos da piada, revirando os olhos, mas lá está de novo, aquela sensação de que tem algo a mais. Já estou planejando voltar para casa pela mesma pista, para encontrar a lajota solta que me rendeu um par de olhos roxos, mas, por sorte, nenhum osso quebrado. Ainda bem que estou de férias, então não precisarei trabalhar cheia de hematomas no rosto.

Uma hora depois, estou parada no lugar onde caí. É fácil reconhecê-lo porque tem uma mancha vermelha na calçada, na parte em que meu rosto bateu. Olho por todo canto, mas não encontro nenhum buraco no chão, nenhuma pedra solta, nada que pudesse me fazer tropeçar. Então qual foi o problema? A névoa na minha mente faz com que o enigma seja mais difícil de decifrar — não há nada, nenhuma pista —, e é algo que nunca me aconteceu antes. Volto para casa e deito no sofá, machucada e dolorida, de volta ao ponto de partida, observo o rio Ouse e o céu escurecendo acima dele, e o mistério continua. Estou ainda mais cansada agora. Dói fechar os olhos, mas, dessa vez, permito que a letargia me cubra como uma manta e, pela primeira vez, não tento lutar contra ela.

Alguns dias depois, marco um horário com meu médico, o cansaço me arrasta até o consultório mais do que qualquer outra coisa. Uma enorme falta de energia: foi assim que tudo começou.

Sento diante dele.

— Eu só... eu me sinto mais lenta do que o normal — digo, e ele me analisa por um ou dois segundos.

Tenho pensado bobagens. Uma que passou rápido pela minha mente foi a possibilidade de um tumor no cérebro. Observo o rosto do médico para ver se ele está cogitando essa hipótese, mas não encontro pistas. Em vez disso, seus ombros relaxam e ele tenta exibir uma expressão quase empática.

— Você está em forma, faz exercícios físicos, se alimenta bem, não fuma e, com 56 anos, ainda está relativamente jovem — diz. — Mas chega um momento em que todos nós precisamos aceitar que nosso ritmo começa a diminuir. — O médico se recosta na cadeira e cruza os braços, me esperando assimilar o que acabou de dizer. — Você trabalha muito, Wendy — continua ele, suspirando. — Talvez fosse bom tirar uma folga.

Quero explicar que já estou fazendo isso, que estou no meio das minhas férias e que a ideia de passar mais tempo longe do trabalho é absurda. Ninguém lá conhece o sistema para montar a escala da enfermagem tão bem quanto eu. Meus colegas me apelidaram de "guru" porque sei de tudo — sempre lembro de quem pede para trabalhar no turno da noite e de quem precisa de um dia de folga, então consigo solucionar problemas rapidamente. O pessoal do trabalho não consegue se virar sem mim. Mas vejo que o médico já está arrumando os papéis sobre a mesa, e percebo que a consulta chegou ao fim.

— É a idade. — Ele dá de ombros quando se vira e percebe que continuo o encarando.

Saio do consultório. Sei que deveria estar me sentindo aliviada. Pelo visto, meu médico não ficou preocupado, e normalmente eu ficaria distraída com a minha carreira, retomando o trabalho que amo fazer, mas volto para o meu apartamento vazio e decido não contar sobre a queda para minhas filhas, Gemma e Sarah. Digo a mim mesma que o médico tem razão, que é só coisa da idade. Porém os meses passam, e a névoa que parece ter se acomodado em minha mente permanece, junto com a falta de energia e aquela sensação estranha de algo que não consigo identificar. Também há outras coisas; um esquecimento. Saio para ocorrer outras vezes e sempre que chego no lugar em que caí, verifico o chão, buscando por algo que justifique minha queda, mas, no fundo, sei que a culpa foi minha.

E então acontece outra vez. Estou correndo, atravessando uma rua, certa de que consigo chegar do outro lado antes do carro que está prestes a virar à esquerda na minha direção. Eu o vejo se aproximando e, do nada, decido me esquivar dele em vez de continuar em frente, mas sinto que alguma mensagem do meu cérebro para minhas pernas se perdeu, impedindo que eu me movesse rápido o suficiente. Acabo tropeçando e caindo no chão de novo. Dessa vez, por sorte, só meu ego fica ferido.

Sofro outras três quedas em um curto período de tempo. A última me rendeu um machucado feio em uma das mãos, e, naquela tarde, enquanto guardo meus tênis, algo me diz que foi a última vez que saí para correr. Meu cérebro e minhas pernas não estão conversando; a comunicação se perdeu. Volto ao consultório; lá, uma enfermeira tira meu sangue, os coloca em frascos e então os encaminha para análise.

"Está tudo bem", diz meu médico quando volto para pegar os resultados do exame. Ele novamente menciona minha idade. Fico sentada diante dele, sem saber como explicar que meu mundo está cada vez mais lento, que há dias ruins em que não consigo me lembrar instantaneamente de nomes, rostos e lugares como antes. Talvez ele tenha razão e seja apenas uma questão de idade, mas, novamente, saio de lá com a mesma sensação inquietante de algo que não consigo identificar. Sinto que o médico está deixando alguma coisa passar, mas não consigo organizar meus pensamentos para conseguir lhe explicar o que é.

Me lembro do ritmo frenético, da velocidade com que você resolvia as coisas. No fundo, eu admirava isso, mas nunca teria admitido em voz alta. Você dirigia para todo canto, percorrendo o país a trabalho. Nas férias, caminhava por quilômetros pelas colinas do Lake District, no meio do nada, sem medo de se perder, porque, se isso acontecesse, você conseguiria se virar — enxergaria os pontos de referência ao longe, identificaria os lugares familiares ou simplesmente seguiria sua intuição. Eu não conseguiria fazer isso. Não mais.

Hoje em dia, nós duas não nos daríamos bem. Já se passou tempo demais. Somos como amigas que perderam o contato e agora seguem a vida separadamente. Gostamos de coisas diferentes. Você adora o burburinho e a agitação da cidade grande, enquanto eu sou capaz de passar horas olhando pela janela, apreciando a paisagem. Apenas olhando. Imóvel. Em silêncio. Mas você sempre gostou de se manter ocupada, sempre fazendo alguma coisa. Você nunca foi boa em ficar parada. Hoje em dia, moro em um lugar com uma vista linda. É um vilarejo perto de Beverley, em East Yorkshire. Na verdade, talvez você se lembre, Gemma já morou aqui. Você também se apaixonou pelo vilarejo quando o visitamos pela primeira vez, apontando para todos os chalés de tijolos vermelhos que ladeiam a rua. Você adorou o clima cordial, o fato de que todo mundo que passava pelo seu caminho lhe cumprimentava, mesmo sem lhe conhecer. Eu me lembro de algumas coisas: de Gemma mostrando a casa, falando sobre cada cômodo, subindo e descendo a escada. Você a seguia obedientemente, também empolgada. Só ela teria reconhecido aquele brilho no seu olhar, o desejo profundo de arregaçar as mangas e colocar a mão na massa, de abrir latas de tinta e começar a decorar tudo naquele mesmo instante. Nada te intimidava.

Estou sentada em outra sala de espera de hospital, com uma mala ao meu lado só por precaução, ou pelo menos foi isso que falei para minha filha mais velha, Sarah, porque não quero que ela se preocupe. Foi meu médico que recomendou chamar uma das minhas filhas ao me entregar o encaminhamento, me orientando a ir direto para o pronto-socorro. Quando liguei para Sarah, jurei que não havia motivo para entrar em pânico, eu só precisava fazer um exame, era uma bobagem. Não sei se eu estava tentando convencer a ela ou a mim mesma. A sensação de estar com a cabeça enevoada já persiste há meses — desde a última queda — e piorou muito no fim de semana passado. Um cansaço inexplicável. O garfo escorregando da minha mão, batendo no prato e na minha comida. Na segunda-feira, quando cheguei ao trabalho, uma colega percebeu que eu estava falando arrastado e me mandou de volta para casa. Dava para notar que se tratava de algo bem mais sério do que um mero cansaço. E agora estou bem aqui, sentada ao lado de Sarah, em uma cadeira de plástico desconfortável do hospital, observando o desenrolar das coisas.

Sarah está no meio do curso de enfermagem, e seu olhar médico recém-adquirido analisa cada paciente à medida que observamos os outros ocupantes da sala; as tipoias improvisadas, os panos de prato ensanguentados usados na pressa, crianças impacientes para serem atendidas e suas respectivas mães tentando disfarçar a preocupação. O encaminhamento na minha mão parece úmido ao meu toque. Quando o mostrei para a enfermeira que fez minha primeira avaliação, fiquei surpresa por ela reconhecer meu nome como paciente, por saber que o médico avisou que eu viria. Apesar de saber como essas coisas funcionam, mesmo trabalhando em um hospital, eu nunca imaginei que esse tipo de coisa aconteceria comigo.

Querem que eu fique em observação. Ainda não sabem por que estou falando arrastado, ou, se sabem, não me contaram. Sou direcionada de volta à cadeira de plástico para esperar por um leito, e aproveito o momento para convencer Sarah a não ficar esperando comigo.

— Talvez demore horas — digo. — Não tem por que nós duas ficarmos aqui.

Vejo a hesitação em seu olhar, mas ela finalmente pega seu casaco e bolsa, e prometo telefonar assim que tiver notícias.

Convencê-la a ir embora foi a coisa certa, porque só encontram um leito para mim horas depois. Vejo pelas janelas que já escureceu quando sou levada para a enfermaria. Deito sobre o lençol, ainda com a roupa que vesti para ir ao trabalho naquela manhã. Ao meu redor, enfermeiros e enfermeiras andam de um lado para o outro, sem tempo suficiente entre os leitos e pacientes. As horas passam voando para eles, enquanto se arrasta para mim. Ironicamente, odeio hospitais. Sei que sou uma péssima paciente. Da minha cama, consigo ver uma tela que exibe uma escala eletrônica, e os enfermeiros zanzando ao redor nem desconfiam que compreendo a carência de funcionários, que sei quem está com os pés doendo do turno da manhã e quem acabou de chegar para assumir o turno da noite. Não tem mais nada para fazer além de encarar a tela no intervalo das checagens, até que uma enfermeira chega para me avaliar mais detalhadamente.

— Há quanto tempo sua fala está afetada? — pergunta ela.

— Só percebi hoje de manhã — respondo enquanto ela tira uma caneta do bolso.

— A senhora consegue me puxar na sua direção? — pede ela, segurando meu braço esquerdo, o mais fraco. Consigo ver nos olhos dela que meu braço está se recusando a executar um teste simples. — Tudo bem, agora me empurra — diz ela.

A mesma coisa acontece; ela anota algo no meu prontuário e depois vai embora. Tive sorte hoje. Fui colocada em um quarto no canto, sem nada para observar além dos diferentes tons de azul do uniforme da equipe de enfermagem que anda lá fora apressada entre um leito e outro. Visto meu pijama, mas não consigo dormir, os barulhos estranhos das máquinas conectadas a mim oferecem uma trilha sonora incômoda. Sempre que sinto meu corpo relaxar, na tentativa de afundar ainda mais no colchão duro, um alarme dispara com a queda dos meus batimentos cardíacos e uma enfermeira vem correndo para verificar a tela, mas não entro em pânico. Tenho uma frequência cardíaca baixa em repouso; estou em forma e sou saudável. Não sou?

Você era o tipo de pessoa que nunca se esquecia de nada. Podiam se passar meses ou até anos, e você continuava sabendo o nome de alguém com quem só tinha falado uma vez. Seus colegas de trabalho ficavam fascinados sua capacidade de lembrar qualquer coisa: um estudo de caso, um arquivo, uma reunião. Você tinha uma resposta para tudo, mesmo que a tecnologia nunca tenha sido seu ponto forte. Você era ótima profissional — chefe da equipe não clínica do Serviço Nacional de Saúde —, e por isso mesmo mergulhava de cabeça no trabalho, por isso era viciada nele. Você preparava a escala de centenas de enfermeiras, usando todas as informações que guardava na cabeça. Tudo estava instantaneamente disponível em sua mente e você nunca se confundia. Isso parece irônico agora.

Sua vida particular era igualmente frenética como mãe solo de duas meninas. Você fazia malabarismo para lidar com tudo: um emprego, uma casa, duas crianças — sem ajuda de ninguém. Hoje, parece um milagre que a peteca nunca tenha caído. Todas as casas que você comprou precisavam de reforma; você estava sempre buscando um novo desafio. Nunca entrava em pânico. Em algumas semanas, os papéis de parede eram removidos, as paredes eram pintadas e um quintal abandonado era limpo — arbustos eram podados, sementes eram plantadas —, revelando um extenso gramado escondido há séculos. Sempre que você se mudava, deixava para trás uma longa lista de mulheres nas casas vizinhas indignadas com seus respectivos maridos por eles não resolverem as pendências do lar com a mesma rapidez que você. Era difícil, mas sempre havia um jeito; esse era o seu lema. Você gostava de um desafio, especialmente aqueles que provavam a outras pessoas que elas estavam erradas ao achar que você não daria conta.

Talvez tenhamos isso em comum, e me sinto um pouco reconfortada por ainda compartilharmos algumas semelhanças.

Os dias que se seguem são tomados por exames e tomografias. Sou levada de cadeira de rodas pelos mesmos corredores em que já trabalhei, os mesmos pelos quais me lembro de caminhar confiante ao lado de colegas. Fecho os olhos, rezando para não ser vista por rostos familiares. Em diferentes salas, enfermeiras tiram sangue de minhas veias e artérias, e observo os médicos analisarem os resultados, franzindo o nariz e estreitando os olhos como se o pequeno tubo à sua frente oferecesse uma resposta. A palavra "derrame" é mencionada, mas nada é confirmado, então continuo sendo mandada de volta a um leito na ala da enfermaria voltada para casos de AVC, ao lado de pacientes que ficam deitados, sem conseguir se mover ou falar, apenas com a visão do teto branco como companhia. Observo a mulher no leito da frente se esforçar para pegar uma bebida; sua mão, tomada por tremores, balança na tentativa de pegar o copo de água. Olho ao redor, mas todos os enfermeiros estão ocupados, então levanto da cama e pego o copo para ela. Por um instante me sinto menos impotente do que nos últimos dias, mas, ao mesmo tempo, sou tomada pela sensação avassaladora de que eu não deveria estar aqui. Meu lugar é do outro lado do prontuário.

Quero ir embora imediatamente. Quero ir para casa, me arrumar e voltar para o trabalho. Não quero ficar presa aqui como paciente, à mercê de profissionais ocupados demais para me cederem cinco minutos do seu tempo. A vida normal não importa aqui; os planos para o futuro perdem toda a perspectiva enquanto se espera por um enfermeiro, um médico, uma tomografia, um exame. Há tempo de sobra para pensar, comparar e traçar contrastes. No trabalho, você vive sonhando com o fim de semana, desejando que os dias passem voando; aqui, não há nada para fazer além de observar e esperar e pensar e se preocupar, e desejar poder ter de volta todas aquelas semanas que passaram em um piscar de olhos, todas aquelas semanas em que você tinha saúde e um futuro pela frente.

Observo os enfermeiros virando a mulher no leito diante do meu e me pergunto se ela aceitou seu destino com a tranquilidade que aparenta ou se está apenas seguindo o fluxo, esperando ser devolvida à rotina a qual está acostumada, e para a qual — ela ainda não sabe disso — nunca mais poderá voltar. Fecho os olhos e aguardo ansiosamente pelo horário de visita, quando podemos ter conversas normais e somos informados sobre o que está acontecendo no mundo, quando percebemos que ter uma rotina significa independência e uma vida aproveitada ao máximo, apesar de nossos visitantes não terem essa consciência, assim como nós também não tínhamos. Vejo filhas diante de mães e pais acamados, encarando uma sombra das pessoas que as aninhavam nos braços e secavam suas lágrimas quando choravam, e temo que talvez chegue o momento em que minhas filhas vão me olhar da mesma maneira. Mais tarde naquele dia, um residente chega e se demora no meu prontuário; ele me observa, perguntando como estou me sentindo, sem ser restringido pelos rígidos limites de tempo de seus superiores. Ele tem tempo para conversar, para explicar os resultados dos exames, para especular por que os médicos não conseguem confirmar um diagnóstico, e, quando vai embora, me sinto mais humana de novo.

Hoje, como último recurso, farei um ecocardiograma.

— A senhora se importa se um estudante realizar o procedimento? — me perguntam. — Sob a total supervisão de um especialista, é claro.

Não me importo, e fico feliz por concordar, porque, enquanto passa o aparelho pelo meu peito, ele sussurra suas observações para o supervisor.

— Furo no coração. É bem comum; pode ter sido a causa do derrame — diz o médico.

E, com isso, eles parecem contentes por terem encontrado alguma explicação. Logo depois, começam a falar sobre me dar alta, e então sou levada de volta para o leito, com o coração furado, mas feliz com a ideia de voltar para casa.

Naquela tarde, um fisioterapeuta chega para me examinar. Querem ter certeza de que vou conseguir me virar em casa com um braço esquerdo tão lento recebendo informações atrasadas do cérebro. Sou levada até uma cozinha cenográfica na enfermaria, e preciso fazer um esforço absurdo para não revirar os olhos enquanto me observam cumprindo todo o processo de "preparar" uma xícara de chá. Depois, o fisioterapeuta me leva para subir e descer a escada enquanto me contorço de constrangimento por dentro, e então recebo alta.

— Sinto muito por ainda não conseguirmos entender o que causou o derrame — diz o médico que me entrega a papelada da alta. — Mas fizemos o pedido para uma consulta com um neurologista, talvez ele consiga encontrar alguma resposta.

Mas não faz diferença para mim que as informações não batam e todos os problemas de memória que mencionei tenham desaparecido sob uma montanha de outras documentações. Só quero ir embora, voltar para minha vida normal, recuperar a certeza de que tudo está realmente bem.

Não estou acostumada a tirar licença do trabalho, então a única forma que encontro para lidar com isso é usar meu tempo de recuperação de forma criativa. A chuva lá fora me inspira a inventar exercícios para fortalecer meu braço esquerdo, então pego um guarda-chuva e treino abri-lo e fechá-lo várias vezes por dia. No começo, a trava desliza lentamente pelo metal e meu braço se recusa a obedecer aos comandos do meu cérebro; entretanto, conforme os dias passam, ela sobe mais e mais, até que — *click* — se prende ao lugar. Fico parada ali, sozinha no meio da sala, debaixo de um guarda-chuva completamente aberto, me perguntando se isso será suficiente para eu voltar ao trabalho.

Os dois meses seguintes em casa se arrastam. Todo dia me pergunto por quanto tempo mais sou capaz de assistir à programação matinal da televisão antes de me expor ao risco de sofrer outro derrame. O bloquinho de Post-its ao lado da minha cama permanece em branco, um lembrete do meu cérebro inativo. Quando eu trabalhava todos os dias, frequentemente acordava no meio da madrugada para anotar algum lembrete neles, deixando-os caírem sobre o carpete enquanto o sono voltava a me dominar, com a certeza de que eu pisaria neles quando me levantasse na manhã seguinte, os soltaria da sola do meu pé e instantaneamente me lembraria do que precisava ser feito assim que eu chegasse no escritório. Mas, agora, quando acordo e olho para o lado da cama, encontro apenas o carpete verde-claro completamente vazio. Eu costumava reclamar da quantidade de papéis espalhados pelo chão toda manhã, símbolo de um dia atarefado pela frente, e agora tudo o que eu queria era um vislumbre do amarelo-claro do Post-it para me mostrar que ainda tenho um propósito.

Sei que a agitação da vida continua; eu só não faço mais parte dela. Sinto falta do espírito de equipe que costumava preencher meus dias. Sinto falta do burburinho e de cumprir prazos. Eu costumava me perguntar como seria me aposentar, poder fazer todas as coisas para as quais nunca tive tempo, e agora simplesmente não tenho energia nem disposição para fazê-las. Mas também notei outro detalhe: conforme a data para retornar ao trabalho se aproxima, começo a duvidar de mim mesma de um jeito que nunca tinha acontecido. *E se eu não souber mais o que estou fazendo?* Esse pensamento passa pela minha mente várias vezes por dia e eu o ignoro até esquecê-lo de novo. Dias passam, e essa dúvida volta junto com outras que surgem a cada manhã, como se estivessem sendo produzidas ao longo da noite pelo meu subconsciente. *E se as coisas tiverem mudado? E se eu não conseguir me lembrar de como usar o sistema? E se eu me tornar a pessoa que atrasa o trabalho e atrapalha todo mundo?* Volto ao meu médico para explicar-lhe meus temores, mas ele me garante que isso tudo é completamente normal.

— Se você preferir, pode tirar mais duas semanas de licença para ter certeza de que está pronta — diz ele, e fico surpresa com a facilidade com que aceito pegar o atestado.

É março de 2013 — três meses depois do derrame — e posso voltar ao trabalho. Hoje é meu primeiro dia e, enquanto estou voltando a me acostumar com minha mesa, ergo o olhar e flagro um dos meus colegas me observando. Ele sorri, mas rapidamente vira para o outro lado, então volto a me concentrar na mesa, convencida de que ele também está se perguntando se ainda sou capaz de fazer o trabalho. Ligo o computador, a tela ganha vida e, por um milésimo de segundo, a área de trabalho parece completamente desconhecida. Analiso os vários documentos e arquivos, buscando por um ponto de referência, e conforme o tempo passa sinto meu coração acelerando. Mas lá está: o programa de escalas. Clico duas vezes no ícone, ele abre, e, de repente, tudo volta. É lógico que sou capaz de fazer o trabalho.

Os dias passam como sempre, e apesar de meu ritmo estar mais lento, vou ganhando confiança ao longo das semanas. As coisas que realmente me esqueço, como nomes, números, lugares e pessoas... Bem, é compreensível, afinal de contas, passei quase três meses fora, ou pelo menos é o que todo mundo ao meu redor diz, e eu também começo a acreditar nisso. Quase.

A consulta com a neurologista só acontece dois meses depois, e sento diante dela tentando explicar a sensação de incerteza que sinto há meses. Faria sentido se eu dissesse que a quantidade de Post-its amarelo-claro espalhados pelo carpete está cada vez maior, já que acordo várias vezes durante a madrugada desesperada para não deixar nenhum pensamento se esvair, querendo me lembrar de tudo que preciso fazer no trabalho?

— Só sinto que minha mente não está... atenta — é tudo o que digo, e a médica assente com a cabeça enquanto faz anotações.

Ela faz outras perguntas, insistente, mas minhas respostas são confusas e vagas.

— Vou encaminhar a senhora para uma psicóloga clínica — determina a médica. — Ela vai poder fazer testes de memória mais específicos.

Concordo com a cabeça, me sentindo preocupada, mas também aliviada por aquele problema finalmente estar recebendo alguma atenção. Faço, ainda, alguns exames de sangue, mas, assim como antes, os resultados estão normais.

Um mês depois, a psicóloga clínica, Jo, se apresenta para mim e, do outro lado da mesa, me diz três palavras que preciso lembrar durante nossa consulta e dizê-las ao final.

— Tudo bem — digo, assentindo. Parece bem simples.

Assim como a neurologista, ela me pede para descrever os pensamentos enevoados que venho tendo e que eu tente determinar quando eles começaram, há quanto tempo acontecem e se são ocasionais ou frequentes. Conto sobre a quantidade de Post-its jogados no chão, para o caso de isso fazer algum sentido para ela, que concorda com a cabeça ao ouvir essa informação. Ela anota alguma coisa e sinto que aquilo tem alguma relevância. No fim da consulta, ela fecha seu caderno e cruza os braços.

— Agora, você pode dizer aquelas três palavras que falei no começo? — pergunta ela.

Eu me concentro, direcionando os olhos para o topo da minha cabeça como se revirasse os arquivos lá em cima, mas não consigo encontrar nada.

— Eu... — Balanço a cabeça. — Desculpa.

Ela sorri.

— Tudo bem, não precisa se preocupar, nós conversamos sobre um monte de coisas diferentes. — Ela pigarreia.

— Você é uma mulher inteligente e competente, Wendy, isso é perceptível, e entendo que se sinta frustrada com essa confusão mental.

— Tem alguma coisa que eu possa fazer para melhorar? — pergunto. — Nos momentos em que minha mente parecer muito... nebulosa.

— Não entre em pânico — diz ela. — Talvez você se sinta desorientada em alguns momentos, com tudo se tornando confuso e desconhecido, e nessas horas a parte mais importante é se lembrar de não entrar em pânico. Espere a névoa se dissipar, deixe o mundo entrar em foco de novo. E ela vai passar.

— Tudo bem — respondo. — Faz sentido.

— Minha recomendação é que você volte daqui a um ano para vermos como estão as coisas — diz Jo, seu sorriso me tranquilizando enquanto ela pega a agenda para marcar uma data.

Levanto para ir embora, ainda desesperadamente tentando me lembrar quais eram as três palavras enquanto cruzo o consultório. Mas, quando me viro para fechar a porta, noto que ela abriu de novo minha ficha e está escrevendo alguma coisa.

No caminho para casa, repasso os exercícios que fiz no consultório, como se tivesse acabado de fazer uma prova e tentasse entender se passei ou não. Será que juntei todos os pontos corretamente, contei as figuras certas, desenhei as linhas direito e expressei as palavras exatas? Será que o cérebro que me acompanha desde que nasci acabou de me deixar na mão?

Sentada diante de mim, Sarah segura um laudo — que Jo enviou para mim após a consulta. Eu analiso o rosto dela enquanto ela faz o mesmo com o papel, assimilando tudo, sem perder uma única frase. A linguagem clínica faz mais sentido para Sarah agora que ela está cursando enfermagem há alguns meses. Só de observá-la, consigo determinar em que ponto do laudo ela está; é o trecho em que Jo fala sobre como sou independente, que me viro bem em casa e sou organizada. Mas então ela vira a folha. Vejo sua testa franzir e me lembro do trecho que despertou a mesma reação em mim. É a frase abaixo de um título que diz "Opinião" em negrito. Sarah ergue o olhar, e nos encaramos.

— Demência? — pergunta ela.

Mas não é isso que está escrito. Sei exatamente o que está escrito. Entalhei a frase na minha memória. *O perfil clínico sugere possível manifestação dos estágios iniciais do processo demencial.*

Sarah baixa o laudo.

— Mas não pode ser isso — diz ela. — Você é tão saudável e ativa. Não faz sentido.

Eu sei, e não paro de pensar nisso desde que abri o envelope.

Respiro fundo.

— Pois é — digo. — Não deve ser isso, mas acho que os médicos precisam cogitar todas as hipóteses. — Porém consigo ver a preocupação que toma conta do rosto de Sarah, como se os olhos dela fossem janelas para as mesmas imagens que inundam minha mente quando penso em pacientes com demência: pessoas idosas, com cabelos brancos, restritas à cama, incapazes de reconhecer os filhos ou de se lembrar do próprio nome. — Há um milhão de outras possibilidades — digo, devolvendo o laudo ao envelope.

Porque é isso que estou dizendo a mim mesma. A palavra-chave é "possível", e ela abre espaço para dúvidas.

Algumas semanas depois, outro laudo chega, dessa vez da neurologista. Minhas duas filhas estão aqui para ler o que ela tem a dizer: *Para fechar o diagnóstico, seria necessário observar a deterioração cognitiva que irá ocorrer em um período de seis a 12 meses. Se não houver qualquer mudança, eu diagnosticaria uma leve perda cognitiva. No entanto, caso uma deterioração mensurável seja observada, o diagnóstico seria demência.*

Nós três ficamos sentadas em silêncio, e observo minhas meninas, agora mulheres adultas, do outro lado da sala. Aos meus olhos, elas ainda são garotinhas, e isso não tem conexão com minha memória ou com qualquer que seja o problema que aflige meu cérebro; é apenas a lente pela qual uma mãe sempre enxerga as filhas — por mais que envelheçam, por mais que fiquem maiores do que a gente, a necessidade de proteger um filho ou uma filha nunca desaparece. Conheço esses dois rostos tão bem quanto o meu, assim como os sinais que entregam sua preocupação, os indicadores secretos: o olhar esquivo da mais nova significa que ela está com medo, apesar de jamais admitir — nem mesmo quando pequena. Vejo o cenho levemente franzido e a hesitação na voz da mais velha, que nunca foi muito boa em esconder seus temores. Por isso evito piscar, com medo de perder uma reação, e encontro sinais de aflição nas duas. Deixo de lado a culpa que borbulha em meu estômago.

— Não adianta nos preocuparmos — digo em um tom calmo, levantando para fazer chá. — Não podemos fazer nada além de esperarmos até os próximos exames. De que adianta ficarmos preocupadas antes de sabermos o motivo da preocupação?

Mas é como se minhas palavras estivessem se esquivando de algo, e, quando saio da sala, percebo o que é: medo.

Você nunca gostou de deixar suas filhas preocupadas. Ser a única presente para se preocupar com elas fez você se sentir vulnerável? Isso é algo que você jamais admitiria; você mantinha seus medos em segredo. Ainda consigo vê-la sentada no hospital, usando a camisola que havia sido colocada em você, de qualquer jeito, duas horas antes, a mancha marrom do iodo ainda sujando sua pele sob o tecido, e mesmo assim você se convenceu de que estava bem para fazer uma ligação. Você ligou para casa e usou sua voz mais animada e disposta para checar se estava tudo bem. O instinto avassalador de ser a figura materna era mais forte que a anestesia geral correndo em suas veias.

Naquela manhã, você não estava se sentindo bem, mas foi trabalhar mesmo assim; você odiava não corresponder às expectativas dos outros. Na época, as meninas estavam no ensino médio, e você só se permitiu sentir a dor no estômago depois que as viu saírem de casa em seus uniformes azul-marinho bem-passados. Só que esconder a dor no trabalho foi mais difícil, com aquela fina camada de suor cobrindo sua testa. Você ficou sentada à mesa em que trabalhava como recepcionista do hospital, dando mais prioridade à saúde dos pacientes do que à sua, dizendo para si mesma e para todos que perguntavam que tudo estava bem. Porém, conforme o dia foi passando, a dor subiu pelo lado esquerdo do seu corpo até transparecer no seu rosto, expondo-a para o mundo. Eram quase três da tarde, horário de saída da escola, quando o plantonista chegou para dar uma olhada em você. Ele logo começou a falar sobre emergência e salas de cirurgia; não prestou atenção quando você insistiu que estava bem e precisava chegar em casa antes de as meninas voltarem. Seu apêndice não aguentaria tanto tempo assim. Quando o anestesista pediu para você contar de trás para a frente, você ainda falava para si mesma que sua vizinha poderia ajudar caso houvesse alguma emergência. Sem se dar conta de que era você quem estava em perigo.

Você acordou, já sem o apêndice inflamado, e tentou se mover, estremecendo de dor. Mas então pensou nas meninas e se sentiu culpada porque elas não tinham com quem contar além de você; seu coração doeu tanto que o corte recém-fechado na lateral do seu corpo deixou de ser importante. Você reuniu todas as suas forças para sair da cama e arrastar os pés pelo corredor até o telefone da enfermaria, apertando em uma mão as moedas que por sorte estavam na sua bolsa. O alívio que sentiu ao ouvir a voz delas foi tão intenso quanto a dor latejante sob a camisola de hospital, que a fez voltar depressa para a cama. Ao deitar, você sorriu. Era empolgação, não medo, que dominava a voz delas, uma sensação de aventura e responsabilidade por precisarem cuidar de si mesmas. E não tinha sido para isso mesmo que você as educara? Para conseguirem se virar sozinhas, assim como você precisava fazer.

Até o menor sinal de dor se esvaiu do seu rosto em antecipação à visita delas no dia seguinte. As duas tagarelaram sobre como tinham lidado com as coisas sem o seu auxílio, e você concordou com a cabeça e sorriu, agradecida pelos amigos que tinham ajudado.

Elas só tinham 11 e 14 anos, mas se recusaram a sair do seu lado até o médico dizer que você estava melhorando e logo voltaria para casa, que era verdade quando você dizia que se sentia bem. Talvez você também exibisse sinais de medo no rosto. Talvez seja por isso que, hoje, nós compreendamos a necessidade que elas sentem de saber tudo.

Faz vinte minutos que estou encarando a tela do computador, e quase nada faz sentido. Tentei várias teclas, e nada aconteceu, ou pelo menos nada que eu quisesse. Duas telas estão abertas, uma com o antigo programa, que conheço tão bem, e outra com o novo, que precisamos aprender a usar. Mas algo não se encaixa. Tudo parece escrito em um idioma desconhecido. Desligo a tela, frustrada, dizendo a mim mesma que posso tentar de novo amanhã, mas falei a mesma coisa ontem. Em vez disso, farei o que fiz na noite passada: vou tentar com o acesso remoto que tenho em casa, para ninguém ver quanto tempo estou dedicando só para conseguir acompanhar o ritmo. Faz seis meses desde minha consulta com Jo, e o mundo não ficou mais nítido desde então. Hoje, temos uma reunião sobre o novo software para montar escalas. Faz parte do meu trabalho explicar para os gerentes e enfermeiros-chefes como será a execução, só que ele permanece um mistério para mim. Há um tempo, eu teria conseguido entender isso em um piscar de olhos, mas agora fico criando atrasos desnecessários.

Algumas horas depois, estou sentada na sala de reunião, sendo alvo de olhares ansiosos para receber minha explicação sobre o novo programa e suas vantagens, apesar de eu ainda não as ter compreendido totalmente. Os rostos que vejo ao meu redor são familiares, mas não consigo me lembrar de seus respectivos nomes. Aquele medinho, a sementinha de preocupação, vai ganhando força dentro de mim até que eu me pegue remexendo minha papelada, sem saber por onde começar. É minha vez de falar. Levanto o olhar.

— A previsão é começarmos a usar o novo programa daqui a dois meses...

Faço uma pausa e sinto todos os olhos em mim; eu ia falar alguma coisa, mas, no lugar da palavra, tem um espaço em branco na minha mente. O silêncio paira na sala, e, por uma fração de segundo, posso ver a interrogação estampada nos rostos das pessoas, questionando se realmente tenho capacidade de fazer esse trabalho e por que não consigo completar uma simples frase. Então me sinto burra. Burra, frustrada, confusa, humilhada. É um momento que parece durar para sempre. Talvez seja apenas um segundo, mas a palavra de que preciso escapa, então olho os papéis em busca de inspiração, me concentrando em qualquer outra coisa, torcendo para conseguir disfarçar a longa pausa.

— T-tivemos algumas dificuldades, mas foi fácil transferir a maioria dos dados.

Uma hora depois, a reunião termina e as pessoas saem da sala. Fico enrolando ali, juntando meus papéis na mesa, e então ela vem, a palavra que eu queria tanto lembrar. Olho rápido para cima, como se as outras pessoas pudessem ter percebido o momento de reconhecimento em meu rosto, ao mesmo tempo em que engulo a vergonha, porque a palavra que me fez vasculhar meu cérebro era algo minúsculo, algo simples. A palavra era "e".

Minha cintilografia de perfusão cerebral é marcada para abril de 2014. O exame é uma imagem em 3D do meu cérebro, e a neurologista diz que ele pode ser mais elucidativo que a ressonância magnética.

— Vamos injetar esse contraste na sua veia para monitorarmos como ele percorre seu cérebro — diz o radiologista.

Fico deitada em uma sala pouco iluminada, sozinha com meus pensamentos, enquanto o contraste atravessa meu cérebro, apesar de eu não sentir nada. A enfermeira diz que posso dormir se quiser, mas estou determinada a permanecer acordada e alerta, como se eu e meu cérebro, de algum jeito, fôssemos capazes de enganar o exame para mostrarmos que não estamos lentos. No fundo, sei que esse tipo de câmera nunca mente; o contraste vai se mover e encontrar o bloqueio que está causando toda essa destruição no meu cérebro. Mais uma vez, fico com aquele sentimento de impotência com o qual venho tentando me acostumar, então, permito que os exames revelem mais sobre o meu corpo do que sou capaz de articular. Mas visualizo a mim mesma dirigindo a toda a velocidade em uma estrada, passando por placas que avisam de um problema à frente. Me vejo diminuindo para cem, sessenta, trinta quilômetros por hora... até as luzes de freio dos outros carros me obrigarem a parar. É isso que está acontecendo no meu cérebro?

Alguns dias depois, estou no trânsito e subitamente percebo o carro atrás de mim. Ele parece próximo, imponente. Sempre detestei motoristas que grudam na traseira dos outros — são incompetentes que não sabem dirigir direito. Minhas mãos apertam o volante. *Por que ele está me deixando tão nervosa se é ele que está errado?* Eu pisco, estreito os olhos ao sentir a necessidade de me concentrar e me inclino para a frente. Olho mais adiante na rua, mas é só isso que consigo fazer, apenas olhar. *O que faço agora?* Por que não consigo pensar no próximo passo? Uma buzina irritada dispara atrás de mim. Olho pelo espelho retrovisor e vejo faróis piscando, um rosto raivoso atrás do volante. Eu me retraio, apesar de não entender por quê. Conheço esta rua, já passei inúmeras vezes por este bairro, então por que parece que tem algo fora do lugar? Só preciso de um instante para entender o que fazer. Tenho que virar para a direita no fim da rua, mas como? Como viro para a direita? Meu cérebro só consegue processar uma coisa de cada vez, mas vejo as placas e as marcações na rua. Sei que preciso agir, mas as coisas estão se fundindo, bagunçadas, causando uma confusão na minha cabeça. A buzina soa mais uma vez. Minhas mãos apertam o volante. Olho para o painel e entendo por que o outro carro está piscando os faróis para mim: o velocímetro marca 15 quilômetros por hora. Como isso aconteceu? O cruzamento se aproxima rápido demais. Não consigo pensar a tempo. Outra buzina. Faróis piscando. Eu me encolho. Viro para a esquerda, o lado oposto do meu destino. O carro atrás de mim vai embora, mas minha pele está formigando, em pânico. Minha respiração está acelerada. Estou perdida dentro de mim. *Não consegui pensar rápido o suficiente. Meu cérebro e meu corpo não estão conversando*, penso.

Paro o carro e me apoio no volante. Fecho os olhos e respiro fundo, mas não me sinto segura. *Por que não consegui virar para a direita?*

Fico esperando por um tempo no acostamento. *Você consegue*, digo para mim mesma dentro do meu Suzuki Swift prata.

Os carros passam correndo, o dia segue normalmente, com pessoas apressadas para chegar em algum lugar, vivendo no automático; nada mudou para elas. Mas o bloqueio metafórico na estrada que imaginei dias atrás virou realidade agora.

Finalmente, respiro fundo e viro a chave na ignição. *Você dirige desde que se entende por gente, Wendy*, digo a mim mesma.

Dou a seta, olho para o painel para verificar que está ligada, escuto o *click-click* reconfortante. Verifico o espelho, olho por cima do ombro, tudo em exagero. Verifico uma vez, verifico duas vezes, parecendo mais alguém que está aprendendo do que uma pessoa que dirige há 33 anos. *Só quero chegar em casa.* Devagar, entro na rua, contendo meu nervosismo até finalmente ver minha casa se aproximando. Solto um suspiro de alívio quando puxo o freio de mão.

Alguns dias depois, volto a entrar no carro. Consigo acalmar meu coração disparado sob o cinto de segurança, tirando um momento para me familiarizar com as coisas à minha volta — seta, marcha, freio de mão —, como se nunca tivesse feito aquilo antes. Sempre entrei no carro sem pensar muito no que estava fazendo. Eu não era a mesma mulher que tinha atravessado o país de carro e sabia se localizar em qualquer lugar antes mesmo do advento do GPS? O outro dia tinha sido uma exceção. Saio por ruas retas e sinto a confiança voltar conforme o velocímetro vai subindo: trinta, quarenta, cinquenta quilômetros por hora. Viro para a esquerda, sigo reto, viro para a esquerda de novo. Sem problema. Começo a relaxar, e então vejo uma curva para a direita mais a frente; o velocímetro começa a diminuir, levando minha confiança junto. Olho pelo espelho retrovisor, volto a encarar a rua, meus pés perdendo a comunicação com o cérebro, o carro rugindo demais, minha mão se atrapalhando com as marchas. Está acontecendo de novo. Preciso processar uma ação de cada vez. *Não há tempo suficiente para descobrir como virar para a direita.* Uma versão diferente de mim agarra o volante com as mãos suadas; ele desliza.

Naquele dia, cheguei em casa e coloquei minha chave no lugar de sempre, em um pratinho vermelho sobre o aparador diante da escada, no corredor. Ela permaneceu lá, me encarando sempre que eu passava.

Inútil, imprestável, incompetente, estática.

O papel que Sarah colocou diante de nós sobre a mesa parece exibir o desenho de uma aranha gigante feito com caneta preta. Uma aranha gigante com "mãe" escrito na barriga, sublinhado de leve em amarelo, como se isso talvez amenizasse o assunto. Eu encaro o desenho por um instante, observo as compridas pernas finas e todas as palavras dentro de balõezinhos ao fim de cada uma: "casa/ habitação"; "ansiedade"; "interesses"; e, por fim, "Sarah". É evidente que ela se dedicou muito àquele diagrama, um resumo de todas as reflexões que fez e que está prestes a me explicar. Mas o que realmente quero fazer é fechar os olhos, virar o papel de cabeça para baixo, seguir com a vida que conheço e ignorar essa nova que está desenhada diante de nós.

— Tentei colocar no papel o que estou sentindo — começa ela. — Quero que você saiba que pode contar comigo.

Nem preciso encará-la para saber que seu olhar permanecerá levemente desviado do meu até que ganhe confiança — é nesse momento que saio do papel de paciente e assumo o de mãe. Estampo um sorriso no rosto, adoto o mesmo tom de voz levemente encorajador que, décadas antes, incentivara minhas meninas a tentar ler para mim uma palavra nova do livro da hora de dormir, ou a me contar os segredos que as incomodavam. E então escuto, apesar de não querer fazer isso. Escuto por ela.

— Acho que essas são algumas das questões que vamos precisar discutir se o diagnóstico for mesmo demência...

Escuto a hesitação em sua voz e, por isso, tento disfarçar o medo na minha e prestar atenção enquanto ela me explica o diagrama, se tornando mais confiante enquanto fala. Ela se demora em cada um dos balõezinhos. Percebo que ela escreveu *escada?* e depois riscou a palavra, então penso nos meus tênis de corrida no fundo do armário, aqueles que não calço há meses.

Um dos dedos de Sarah percorre o diagrama. Acompanhando o movimento, meu olhar encontra a palavra *cuidados*, e algo contrai dentro de mim. Não estou pronta para esta conversa, mas ela precisa falar, precisa pensar em todas as possibilidades, e eu preciso escutar. É isso que mães fazem. É uma conversa estranha, nossas versões do passado, presente e futuro colidindo. Sarah me explica seu diagrama cheia de orgulho; ela quer me mostrar que é competente, que consegue lidar com aquilo, e que eu — por minha vez — conseguirei lidar também. Sua letra está bonita, o diagrama está bem-feito e, por um segundo, me faz lembrar dos desenhos que ela trazia da escola, empolgada para mostrá-los para mim. Mais uma vez, fico orgulhosa do cérebro prático da minha filha, apesar do assunto em questão.

— Tudo bem — digo depois que ela termina. — Vou pensar sobre isso tudo, e então vemos o que fazer.

Um lampejo de mágoa passa por seu rosto, é momentâneo, algo que só eu teria notado. Ela quer tomar decisões, resolver coisas, e que possíveis problemas sejam abordados; isso fará com que se sinta melhor, mais no controle sobre o que está acontecendo com a minha mente ou o que os médicos podem descobrir. Mas isso é algo que não posso fazer por ela; simplesmente não estou pronta.

— Ainda nem sabemos se é mesmo demência — digo.
— Algumas dessas coisas no papel estão muito antecipadas...
— Mas...
— Ainda é cedo demais pra pensar nisso. — Eu não queria ter sido ríspida. Tento um tom de voz diferente.
— Só não quero mais ficar falando sobre demência até recebermos um diagnóstico.
— Tudo bem, mãe — tranquiliza ela.

Os papéis se invertem de novo. Mudamos de assunto. E Sarah para de me enviar links de matérias sobre demência.

Alguns dias depois, outro e-mail chega à minha caixa de entrada. Meu dedo paira sobre o mouse antes de eu clicar em "abrir". Se eu fizer isso, estarei me tornando cúmplice da doença? Estarei convidando-a para tomar conta da minha caixa de entrada, do meu lar, da minha cabeça? Eu havia me perguntado as mesmas coisas ao enviar a mensagem inicial.

"Agradecemos o contato com a Alzheimer's Society...", começa o e-mail. Meu coração dispara com o segredo que estou escondendo das meninas. Leio o texto rapidamente, como se ele tivesse sido enviado por um amante, meus olhos buscando por promessas vazias, meu dedo pronto para fechá-lo caso alguém apareça ao meu lado. E então encontro o que eu queria saber, a resposta para minha pergunta: o diagnóstico de demência me daria direito à gratuidade nos ônibus. Chego mais perto da tela, releio tudo.

Passos no corredor me fazem fechar a tela depressa; Sarah acordou e entrou na sala.

A manhã passa, e continuo pensando sobre a gratuidade nos ônibus. É a primeira notícia positiva que recebi. Meu cérebro em troca de transporte grátis. Uma troca ridícula.

Se eu fechar os olhos, ainda consigo ver você segurando um rolo de pintura, usando a mesma camisa branca respingada de anos de tinta, as mangas arregaçadas, a legging preta salpicada com as cores de vários cômodos pintados ao longo dos anos; o banheiro azul-celeste de Annesley Road, a parede destacada em vermelho-escuro de Dolben Court, cada uma das cozinhas amarela. O **White Album**, *dos Beatles, tocando na vitrola, e precisar baixar o rolo e limpar as mãos em um pano para virá-lo. A tesoura sempre deslizava pelo papel com perfeição e rapidez, sem esforço, todas as estampas se encaixando, com quase nenhum desperdício, cada bolha alisada na parede antes de a cola secar. Você trabalhava rápido, cantando enquanto colava o papel de parede ou pintava o cômodo; passos na escada, as meninas entrando e saindo correndo para perguntar que horas poderiam lanchar e onde estava algum livro ou brinquedo.*

Você não dava valor à sua independência naquela época. Agora, eu a invejo.

Primeiro, desligo os Beatles, ouvindo o som baixo do CD girando dentro do aparelho de som até parar. Chego à conclusão de que é irritante ficar parando e voltando para dar play. Volto para a mesa de trabalho e respiro fundo: onde eu estava? Estou decorando o escritório de casa com um papel de parede de mini rosinhas vermelhas espalhadas sobre uma hera — essa estampa me lembrou de um buquê de folhas prateadas que eu tinha visto na floricultura. Tento de novo, olho do rolo de papel para a parede, mas a imagem oscila diante dos meus olhos e não consigo encontrar um lugar óbvio para cortar; quando faço isso, a tesoura agarra no papel, fazendo cortes tortos. Reviro os olhos, começo de novo, e de novo, e não demoro para desperdiçar metade do rolo. Por fim, o estico sobre a mesa, tentando ignorar os pontos que amassei. A cola respinga no chão, e tropeço enquanto tento aplicá-lo na parede. Mas me esqueci dos pontos em que a estampa deveria se encontrar, e a borda não alcança o papel que colei antes, então uma fina linha de magnólias indo do teto ao rodapé fica me provocando na parede, e bolhas grandes se formam por baixo. Largo o pincel no chão, frustrada, e arranco o papel grudento de lá. Volto para a mesa e recomeço.

Eu consigo. Já fiz isso milhares de vezes.

Mas as horas passam e vejo que já escureceu, o relógio se aproximando de meia-noite. Vou tentar de novo amanhã.

Na manhã seguinte, espio o escritório pelo canto da porta, segurando uma caneca; engulo a vergonha pela bagunça junto com meu chá preto. O papel de parede nem sequer está reto e as bolhas distorcem a estampa. Se eu não precisasse sair para trabalhar, arrancaria tudo agora.

Faço outra tentativa na mesma noite, e mais outra na noite seguinte. Cada borda que deveria se encaixar à outra agora está acompanhada por uma faixa de magnólias por baixo. Sei que eu costumava gostar de colar o papel ao redor das tomadas, ajustando-o para que ficasse perfeito. Agora, corto papel demais, calculo completamente errado, e fica horroroso.

Apenas o meu ego me mantém naquele pequeno cômodo por três noites, desperdiçando mais papel e cola, incapaz de compreender na manhã seguinte por que a estampa está torta. Fiz isso para provar que os médicos estavam errados, para desmentir aqueles laudos, para mostrar para Sarah que eu não preciso de diagramas, para garantir à neurologista que não estamos notando uma piora. Eu estava determinada a vencer qualquer diagnóstico iminente; eu ainda *era* competente. Mas, no fim, me restaram apenas três noites de fracasso contínuo. Que só serviram para comprovar minha nova incapacidade para mim mesma. Desligo a luz e fecho a porta. Sei que não voltarei a tentar.

Algumas semanas depois, acordo e sento na beira da cama, olhando para meus pés. Onde antes havia um carpete verde-claro, agora há o som de Post-its amarelo sendo amassados pelos meus dedos. A pilha ficou maior depois de mais uma noite agitada em que fiquei acordando, me revirando, me lembrando de mais alguma coisa que eu precisaria no dia seguinte, minha confiança nos pensamentos que sobrevivem ao sono diminuindo com o passar das horas a cada noite. Olho para meu relógio: 4h50, a mesma hora que acordo há anos para ir trabalhar, o suficiente para me aprontar e pegar o primeiro ônibus às 5h35. Eu me inclino e descolo alguns Post-its do calcanhar; quando olho para cima de novo, já são 5 horas da manhã; perdi dez minutos. Como isso aconteceu? Preciso me mexer, mas não consigo pensar no que fazer primeiro. Me vestir? Comer? Tomar banho? Não, nada disso parece certo. Olho para além das cortinas, momentaneamente confusa com o sono que ainda me domina e com as nuvens escuras lá fora. Volto a olhar para o relógio só para garantir que já amanheceu.

Após um tempo, vou para o banheiro, e meia hora depois estou arrumada e seguindo para o andar de baixo. Ligo a televisão para assistir ao noticiário matinal — uma rotina que conheço tão bem —, mas fico encarando o relógio na televisão, confusa. São 5h30, eu já devia estar no ponto de ônibus, mas acabei de me servir de uma xícara de chá. Com o tempo passando em um piscar de olhos, pego meu casaco e minha bolsa e saio correndo de casa.

Consigo pegar o ônibus, mas estou com calor e esbaforida. Vou para o meu assento de sempre, no segundo andar, para ter a melhor vista; o ônibus costuma estar vazio nesse horário, então é só para mim. As janelas ainda exibem um céu tranquilo, e o restante do mundo ainda não acordou; até os pássaros continuam dormindo nas árvores. Então começo a refazer meus passos, me perguntando em que ponto perdi a noção de tempo de novo.

No trabalho, ligo o computador, e a tela de login aparece. Eu a encaro por um segundo a mais do que sei que deveria, me perguntando o que preciso fazer em seguida. Quando digito meus dados, a tela abre, e preciso de um momento para entender a mesma área de trabalho de anos, sentindo como se a visse pela primeira vez.

Apesar de tudo, ainda consegui chegar à minha mesa uma hora mais cedo do que todo mundo. Eu costumava usar meu tempo no escritório vazio para adiantar o trabalho, mas, agora, tiro os vários Post-its da minha bolsa e leio um por um, amassando-os quando termino e escondendo-os no fundo da lata de lixo. Há dias em que a névoa parece mais densa. Neles, quando abro o programa de escalas, os quadrados coloridos que antes faziam todo sentido para mim se embolam diante dos meus olhos, perdendo todo o significado. Também tenho pavor de ouvir uma batida à porta da minha sala, de ver uma cabeça surgindo no corredor ou um corpo parando ao lado da minha mesa perguntando algo. Sei que meu rosto ficará tomado por um grande vazio. Sei que vou tentar distrair a pessoa, ajeitando papéis sobre minha mesa, inventando uma desculpa sobre precisar ir a algum lugar.

Em dias assim, atender o telefone tem sido cada vez mais difícil. Essa é uma parte tão natural do trabalho, meu número sempre foi praticamente um disque-ajuda para as enfermeiras, mas meu instinto diz que seus receios não serão dissipados pela hesitação na minha voz nas ligações. Em vez de prestar atenção em suas preocupações, outros pensamentos tomam conta do meu cérebro, me distraindo: *Por que estão falando tão rápido? Será que não podem falar mais devagar, para me dar tempo de pensar?* Peço para repetirem qual é o problema, me retraindo por dentro ao ouvir o leve suspiro que soltam do outro lado da linha, sabendo que devo parecer uma pessoa muito diferente daquela com quem sempre contaram. Eu me tornei uma mestra do disfarce e em ganhar tempo; então sugiro que venham até a minha sala para conversarmos sobre o assunto, digo que seria bom encontrar com elas, que será mais fácil explicar pessoalmente, ou que irei até a enfermaria. Uma tática de adiamento. Não é uma mentira, mas uma verdade conveniente, porque o telefone, com suas vozes sem rosto, se tornou um inimigo. Vozes sem rosto não veem sua expressão de concentração, não sabem que você está revirando os arquivos na sua mente em busca de respostas. Vozes sem rosto perdem a paciência, bombardeiam você com mais perguntas, são insistentes, não percebem que pioram a confusão que a domina.

Dias como esse estão se tornando cada vez mais frequentes, o foco diminuindo com o passar dos meses, a lente deixando de ser cristalina e ficando um pouquinho mais embaçada, se tornando meu novo normal. Não que eu tenha contado isso para alguém — não no trabalho, pelo menos; em vez disso, encontro mais formas de encobrir os problemas, apesar de haver momentos em que é simplesmente impossível disfarçar a confusão. Como nas reuniões em que luto para associar um nome à pessoa que sorri para mim do outro lado da mesa — uma colega que sei que conheço —, me distraindo da conversa, porque estou vasculhando minha memória em busca de um nome ou lendo as anotações que ela deixou sobre a mesa em busca de uma pista. Há o pânico dos momentos em que alguma pessoa com quem trabalho há anos entra na sala e minha mente fica em branco — o espaço que antes era preenchido por um nome sendo tomado pelo vazio —, quando vejo aquele lampejo de dúvida em seu rosto, fazendo meu coração disparar. Teve a vez em que uma enfermeira de quem sou próxima me convidou para visitá-la na enfermaria; seu nome e sua voz não significaram nada para mim no telefone, só me dei conta de que éramos amigas quando cheguei lá.

"Achei que você estivesse chateada comigo por algum motivo!", disse ela. E eu ri, colocando a culpa em um dia atarefado. Mas minhas desculpas estão acabando.

À medida que mais um dia chega ao fim, desligo o computador e arrumo minhas coisas. Caminho os três quilômetros entre o hospital e o ponto de ônibus, sento no meu lugar de sempre no segundo andar, o mesmo em que observei o mundo acordar naquela manhã. Só que, na volta para casa, estou exausta. O trajeto de ônibus dura pouco mais de uma hora, a paisagem mudando da cidade para o campo, as muralhas que cercam York se transformando em cercas que limitam quintais. Minhas pálpebras pesadas fecham, apreciando a inexistência que o sono traz. Mas acordo de supetão, me endireitando para olhar ao redor e me localizar, apavorada com a possibilidade de ter perdido meu ponto. Estou seguindo para a costa de Scarborough? Quando finalmente vejo minha parada se aproximar, desço cambaleante pela escada, ansiando pela segurança do meu lar, pela solidão, pela paz, pela televisão que não me dá motivos para estresse com seus programas bobos. Sobrevivi a mais um dia. Ainda assim, os desafios que enfrentei hoje podem se tornar ainda mais difíceis amanhã.

Seis meses depois, estou novamente sentada na frente de Jo, e ela me diz as três palavras que preciso repetir ao fim da consulta. A consulta começa com os mesmos testes de memória que ela aplicou da primeira vez. Quando me pede para falar nomes de objetos que comecem com uma letra específica, nada vem. Olho ao redor do consultório em busca de inspiração antes de voltar a encará-la, notando como Jo me observa, como percebe que estou tentando enganá-la.

— Não precisa ter pressa — diz ela em um tom calmo.

Com o tempo, vejo uma caneta, um caderno, uma caneca.

— Certo — diz ela, anotando-os.

Fica óbvio para nós duas que houve uma piora, embora a conduta tranquila e confiante de Jo me distraia do medo crescente dentro de mim. Ela se inclina sobre a mesa e me entrega papel e caneta.

— Você pode desenhar um relógio? — pede ela.

Fácil, penso. Só que, quando me inclino para a frente, a caneta paira sobre o papel; o círculo não fica com a aparência de um círculo. Começo a preencher os números, franzindo a testa em concentração, mas há algo estranho — o 12 está na posição errada. Eu me recosto na cadeira e encaro o papel. Por que não há espaço para o 12?

— Desculpa — digo. — Que coisa estranha. É só um relógio.

— Não tem problema — responde ela, fazendo outra anotação. E então ela me pergunta sobre as três palavras que me disse no começo da consulta; mais uma vez, elas sumiram sem que eu me desse conta. — Ainda temos mais duas semanas, Wendy — diz ela com um sorriso, fechando meu prontuário. — É tempo suficiente para tentarmos de novo.

O dia da terceira e última sessão de testes chega, e mais uma vez estou diante de Jo, fazendo exercícios parecidos e encontrando os mesmos resultados. No fim da consulta, ela se recosta na cadeira.

— Como você acha que foi? — indaga ela.

— Sei que não fui bem — respondo. Faço uma pausa rápida, com tempo suficiente para elaborar a pergunta que quero fazer há meses. — O que você acha que pode ser? — digo, por fim.

Ela olha no fundo dos meus olhos, sua voz é calma e firme.

— É provável que seja demência, mas só vamos ter certeza absoluta depois que tivermos os resultados de todos os exames.

— Certo — respondo.

Mas não sei como a palavra chega à minha boca, porque um torpor toma conta de mim, assim como uma tristeza, a sensação de que cheguei ao fim, já que isso é tudo que sei sobre demência; os olhares vazios, o desamparo, a confusão. E tudo mais que eu estava determinada a evitar desde que vi os primeiros sinais do diagnóstico nos laudos trocados entre Jo e minha neurologista.

Em casa, sento diante do computador, abro o YouTube e lentamente digito as letras, meu dedo pairando sobre a tecla de apagar antes de eu fazer uma busca por "demência", talvez como um desafio, sem saber se estou pronta para ver os resultados. Os vídeos que surgem mostram exatamente as imagens que meu cérebro conjura desde que Jo pronunciou a palavra; homens e mulheres no fim da vida, velhos e grisalhos, o vazio estampado em seus rostos, confinados a camas de hospital. Ela só pode ter se enganado. Eu não me pareço com nenhuma dessas pessoas. Meus olhos passam rápido por esses vídeos, buscando por outra coisa, por algo com que eu consiga me identificar, ao mesmo tempo torcendo para não encontrar nenhum caso parecido com o meu, e é então que vejo Keith Oliver.

Quando o vídeo começa, fico aliviada ao ver um homem inteligente, com idade próxima à minha, sentado em uma poltrona na sua casa, com um belo jardim verdejante ao fundo, falando com lucidez e eloquência para a câmera. Conforme ele começa a contar sua história — que foi diretor de uma escola grande em Canterbury e como começou a sofrer quedas inesperadas e ter a constante sensação de estar cansado, de simplesmente estar "indisposto", dois anos antes da gravação daquele vídeo —, fico hipnotizada. Assisto em silêncio total, impressionada pela forma como, assim como eu, ele passou a ter dificuldades no trabalho com a realização de tarefas simples, como cumprir prazos, lembrar e usar informações, falar ao telefone, fazer várias coisas ao mesmo tempo. Quanto mais assisto, mais sentido faz, e a identificação deixa de ser assustadora. Em vez disso, um alívio começa a tomar conta de mim. Ele compara ter demência com as variações do tempo; alguns dias são ensolarados, enquanto outros são tomados por nuvens. "Quando faz sol, consigo conversar com os outros com facilidade", explica ele, "mas em dias nublados, encontrar as palavras é um desafio enorme."

Penso em todos os dias em que me senti isolada durante conversas no trabalho, achando impossível encontrar as palavras certas para participar ou acompanhar o papo. Keith passou pela mesma coisa. Sua história era tão positiva: ele falava sobre como acreditava que sua saúde permanecera boa desde o diagnóstico graças à sua determinação em aproveitar a vida ao máximo e se concentrar nas coisas que gostava de fazer. Quando o vídeo de oito minutos termina, a vida não parece mais tão desanimadora. A percepção que eu tinha de como é uma pessoa com demência mudou. Keith parece ter uma vida normal, e esse também deve ser o meu caso; ele ainda faz as coisas de que gosta, então eu também posso. Não é a mortalidade que me abala, mas a noção de tempo — ou melhor, a falta dela. É isso que a demência rouba: o futuro que você imaginava ter pela frente, sem saber quando algo mais definitivo pode acontecer.

Naquela noite, vou dormir determinada a não deixar que a preocupação abale meu sono; ainda assim, fico acordada na cama, piscando para a escuridão, incapaz de afastar os pensamentos sombrios que me acompanham durante a madrugada. Tenho 58 anos e estou diante um diagnóstico de demência. É isso mesmo? Será que os médicos podem ter se enganado? Quais são as probabilidades de algo assim acontecer? Eles não param até meu cérebro se cansar e o sono me dominar aos poucos.

Se eu pudesse lhe perguntar qualquer coisa agora, seria: Quando você decidiu me abandonar? Quando você decidiu que eu deveria viver uma vida diferente, sem as partes que me tornam eu? É difícil me lembrar das últimas experiências com as coisas de que eu tanto gostava; é como tentar desesperadamente se recordar de um sonho na manhã seguinte. Eu queria ter consciência de que aquelas seriam as últimas vezes que eu faria as coisas que amava; saber disso me faria aproveitá-las melhor: a última corrida por ruas desertas, a última fornada de bolos, a última vez atrás do volante. Em vez disso, você fugiu, sem me dizer para onde ia, e eu não sabia que levaria partes de mim embora. Você não me deu um aviso nem uma oportunidade de tentar resgatar esses momentos. Um dia, eu simplesmente descobri que eles tinham me escapado, que tinham desaparecido para sempre.

Porém, se eu precisasse determinar o momento em que você foi embora, sei o dia que escolheria, o dia em que acredito que você me deixou de verdade pela primeira vez. Antes disso, havia sido uma longa despedida; aquilo foi mais como arrancar um curativo — rápido, tirado em um segundo. Ergui o olhar da minha mesa, e você havia partido, apesar de eu não saber disso naquele instante, porque não tinha qualquer memória de você. Eu não tinha qualquer memória de nada. Era como se eu tivesse acabado de chegar, olhado ao redor e me deparado com um lugar que não conhecia, cercada por estranhos.

Esse dia foi diferente de todos os anteriores. Não era apenas confusão. Era uma ausência absoluta. Um buraco vazio. Não era apenas "Por que levantei? O que eu ia fazer mesmo?". Era "Onde estou?". Minha mente estava em branco, minhas intenções tão confusas quanto as manchas no piso de linóleo verde sob meus pés. Onde eu estava? Que lugar era aquele? Senti meu coração disparar com as perguntas, buscando respostas em meu cérebro. Mas nada veio. Levantei e fiquei paralisada por um instante. Tentei de novo, meus olhos percorrendo aquela sala; uma escrivaninha, quadros de aviso nas paredes, arquivos com anotações em uma caligrafia irreconhecível. Meu coração bateu mais forte, e minha reação foi respirar fundo, devagar, silenciando-o por um breve momento. Outra respiração. Um silêncio interior. Algo penetrava a neblina que preenchia minha mente. Uma memória. Jo tinha dito que aquilo aconteceria, e que passaria. Sendo assim, comecei a caminhar, passando pela porta da sala e deixando a mesa para trás. A sala com o armário metálico de arquivos, os enfeites estranhos sobre uma mesa que eu nunca tinha visto antes. Passei pelo nome que eu não reconhecia na porta, as letras que o formavam tão desconhecidas quanto seu significado.

W-E-N-D-Y-M-I-T-C-H-E-L-L.

Fui para o corredor, olhando para a frente, resistindo à tentação de buscar por pistas nas paredes, ignorando os papéis grudados nelas, sabendo que isso apenas aumentaria minha confusão. Evitei o brilho forte das luzes, tentei bloquear o zumbido das vozes que eu nunca tinha escutado antes. Caminhei lentamente, tentando me concentrar em manter a respiração tranquila, ignorando as risadas, resistindo à vontade de perguntar se estavam rindo de mim.

Não entre em pânico, falei para mim mesma. Portas estavam abertas nos dois lados do corredor, levando a salas em que cabeças desconhecidas se debruçavam sobre papéis. Tive medo de que elas — seja lá quem fossem — olhassem para cima e vissem o vazio no meu olhar, me cumprimentassem e notassem o mistério que eu sabia que estaria lá, estampado no meu rosto. Eu não queria que ninguém falasse comigo, que me puxasse para o seu mundo, porque eu não conhecia aquele mundo, não conhecia seus habitantes. Existia um vazio entre mim e eles. E, se eu permitisse, aquilo me deixaria apavorada. Em vez disso, continuei andando, um pé atrás do outro, sem rumo. Os passos no chão quebravam o silêncio ao meu redor, um leve cheiro de desinfetante penetrava meu nariz. Havia portas duplas no fim do corredor. Passei por elas e cheguei a uma escada. Um lugar mais tranquilo, sem pessoas. Havia outra porta com um painel de vidro texturizado, embaçado, e algo me disse que aquele lugar seria um refúgio. As paredes cor-de-rosa que me cumprimentaram foram instantaneamente tranquilizadoras. O vazio delas, o isolamento, o silêncio. Entrei em um cubículo, sentei sobre o vaso sanitário fechado. E esperei.

Parecia que eu tinha passado horas ali, mas não existe noção de tempo em momentos assim. Meu cérebro estava enevoado, uma neblina havia baixado, como no topo da montanha Scafell Pike em um dia bonito, quando você consegue enxergar a quilômetros de distância em um momento, e então um frio súbito indica a formação das nuvens. Só que, no meu caso, não houve aviso, não houve nenhuma queda de temperatura para mostrar que uma mudança ocorreria. Eu tinha levantado da minha mesa como em qualquer outro dia, e, de repente, estava no topo daquela montanha, sozinha, as nuvens encobrindo minha visão de tal forma que todos os meus pontos de referência — minha mesa, meu telefone, meu grampeador, meu nome na porta e até meus colegas — ficaram escondidos. Naquele dia específico. Então fiquei esperando, porque as palavras de Jo eram a única informação nítida em minha mente. Apenas espere a névoa passar. E foi isso que fiz. No meu cubículo minúsculo, meus olhos alternando entre o chão e os azulejos estampados na parede, entre o suporte de papel higiênico e o rolo de folha dupla pendurado nele.

E então aconteceu. A névoa começou a se dissipar. Olhei para cima, e era como se não tivesse passado de um sonho. Eu estava no banheiro do trabalho. É lógico.

Hoje é dia 31 de julho de 2014. Existe dois motivos para que essa data esteja entalhada em minha mente há algumas semanas: primeiro, é o dia que Sarah marcou para se mudar da minha casa para o novo lar, que dividirá com o namorado. O segundo é que esta é a data em que receberei o diagnóstico da neurologista.

Eu, Sarah e Gemma não temos conversado sobre a notícia iminente; é um acordo tácito. O diagnóstico do qual todas temos certeza, a deterioração prevista nos primeiros laudos agora é óbvia para todas nós sem a necessidade de uma avaliação médica. O que resta a ser dito?

Então estou sozinha no hospital, sentada no consultório abarrotado da neurologista enquanto ela remexe a papelada entre nós. Quando ela começa a falar, sei que não serão suas palavras que ficarão marcadas em minha mente, mas a forma como olha para mim, a pena tão aparente. Na verdade, ela não diz muito, e não precisou desde que entrei no consultório apertado, porque vi nos papéis sobre a mesa, antes que ela os pegasse: Alzheimer. Ela aponta para a palavra agora, e também para outra — demência —, sua caneta alternando entre as duas, enquanto diz que enviará aquele laudo para o meu clínico geral. Neste momento, só consigo me perguntar por que ela está apontando para as duas palavras. É para enfatizar o diagnóstico, para se certificar de que vou acreditar nela? É porque meu rosto não esboça nenhum sinal de que estou assimilando aquilo? Apenas meus olhos se mexem enquanto encaro o papel na minha frente. Estou calma. Não há nada mais a ser questionado; a resposta está diante de mim, ao vivo e a cores. Apesar do vídeo de Keith Oliver, com todas as coisas positivas que ele falou sobre demência, nada prepara você para o próprio diagnóstico, para a sensação de vazio, porque sei que aquelas palavras, aquele laudo, mudarão tudo, mudarão minha vida. *Roubarão* minha vida. Tenho 58 anos e acabei de ser diagnosticada com Alzheimer precoce.

Ou talvez ela esteja me mostrando as duas palavras porque nota o olhar vazio, porque, enquanto ela fala, estou imaginando outro papel. O que segurei nas minhas mãos algumas semanas atrás, uma carta da previdência social me informando que eu só poderia me aposentar aos 66. É um intervalo de oito anos. Como vou preenchê-lo? É isso que está em meus pensamentos. *O que vai acontecer comigo nos próximos oito anos? Como será minha vida?* Vejo a data de hoje no topo dos papéis e penso em Sarah prestes a embarcar em um novo começo, enquanto esse laudo representa um fim para mim. Há certo alívio, o fim de uma incerteza, mas o início de outra.

— Boa sorte — diz ela quando saio do consultório.

Não nos veremos mais, porque não existe acompanhamento após o diagnóstico. Não há nada que ela possa fazer.

Começo a curta caminhada de volta para casa, observando as outras pessoas seguirem com suas rotinas, notando como a vida continua ao meu redor, enquanto, neste momento, a minha está suspensa. Sei que Sarah estará em casa terminando de empacotar suas coisas, tirando as últimas roupas dos cabides em seu armário. Ela vai se oferecer para ficar comigo — é claro que vai —, mas não é isso que quero nem preciso. Ela morou comigo durante o curso de enfermagem — financeiramente, fazia sentido enquanto ela estudava —, porém isso não é mais necessário, ela precisa recuperar sua independência, e o diagnóstico de hoje não muda nada. Fecho os olhos por um instante, e uma imagem surge na minha mente, como se o futuro tivesse se materializado; estou em uma cama, com os cabelos brancos, e minha filha cuidando de mim. Deixo isso de lado, junto com uma dezena de outras perguntas e cenas. Não quero que minhas meninas cuidem de mim. Por que eu as obrigaria a se livrarem do título de filhas para classificá-las de algo que elas não desejam e não pediram?

Pego uma caneta na bolsa e escrevo no verso do laudo que a neurologista me deu: *No meu estado atual, qual é a previsão de piora? Quais são as etapas e sinais em que devo prestar atenção?*

Sigo caminhando no automático, as perguntas surgindo tão rápido que não consigo acompanhá-las. Em vez disso, coloco cada uma delas atrás de uma porta em minha mente e viro a chave, com medo de deixá-las correrem soltas e descontroladas. Chego em casa e entro sem tocar a campainha, as palavras da neurologista ainda sendo assimiladas pelo meu cérebro, sem terem sido amortizadas o suficiente pelo espaço ou pelo tempo para eu conseguir amenizar o golpe para minhas meninas, minha voz tranquila de mãe perdida sob o peso da preocupação. Sarah me cumprimenta no corredor, trocamos um olhar antes de eu falar qualquer coisa, e vejo o instante em que seus ombros se curvam apenas um milímetro.

— É o que esperávamos — digo, minha voz soando distante e desconhecida.

O silêncio paira entre nós por um instante, e então ligo para Gemma e lhe digo a mesma coisa.

Quatro semanas depois, voltamos ao hospital. As meninas chegaram à minha casa com tempo de sobra para virmos a pé, evitando o estresse de precisarmos procurar por uma vaga de carro. Caminhamos em silêncio, Sarah e Gemma guardando seus pensamentos para si mesmas, a maioria deles, porém, capturada em bilhetes trocados entre as duas, que vi escapando de suas bolsas. Guio as duas pelo hospital, encontrando o caminho até a mesma fileira de cadeiras duras de plástico verde em que sentei algumas semanas antes. Ficamos na sala de espera, as meninas me ladeando, e não sei quem está protegendo quem. Sempre que escuto passos, olho para cima, até finalmente encontrar o rosto familiar da neurologista.

Entro com Sarah e Gemma no consultório e faço as devidas apresentações; a mesa é a mesma que encarei semana antes, a pilha de papéis é a mesma, o sorriso cheio de pena no rosto da médica é o mesmo — a única coisa que ela pode me oferecer. Nós concordamos que eu as deixaria a sós no consultório para que conseguissem entender a situação. Eu queria que elas pudessem perguntar tudo que precisassem sem ter que se preocupar com a minha reação, então saio e volto para a sala de espera. Enquanto estou sentada ali, lembro a mim mesma que as duas podem apoiar-se uma na outra no consultório, e sei que, se uma delas se engasgar com uma pergunta, a outra terminará a frase. Até imagino os olhares que trocarão, talvez ignorados pela neurologista, mas que seriam tão visíveis para mim.

Aqui fora tem uma caixa de brinquedos que parecem abandonados há muito tempo. Vejo um ábaco no topo, pintado com cores primárias que desbotaram com o uso. Imagino Gemma e Sarah pequenas, seus dedinhos arrastando as contas de um lado para o outro, contando e rindo do som arranhado que faziam. Olho novamente para a porta e me pergunto se elas estão bem lá dentro.

Conforme a manhã passa, a sala se enche de outros rostos, todos mais velhos do que o meu, o vazio e a apatia muito aparentes em seus olhares, uma expressão distante já estampando seus traços, preenchendo as rugas deixadas por risadas. A maioria chega em casal, uma mão enrugada cobrindo a outra; algumas pessoas chegam acompanhadas pelos filhos. Sinto que estou esperando há muito tempo. Pego a mesma revista que li algumas semanas atrás, folheando-a de novo, de ponta a ponta, lendo as palavras sem absorver nada.

Encaro a porta, preenchendo as lacunas do que poderia estar acontecendo atrás dela. A neurologista estaria repetindo para Sarah que não quero que ela fique comigo e cuide de mim, que as coisas serão mais fáceis se eu morar sozinha, que haverá menos confusão, menos chance de os objetos serem tirados do lugar.

Finalmente, há um som, a maçaneta girando, agradecimentos e despedidas, a leveza da voz das minhas meninas. Ergo o olhar e analiso seus rostos — seus olhos não estão vermelhos de chorar —, então o sorriso com que as cumprimento é sincero, aliviado. Elas abrem sorrisos lindos de volta, como se dissessem "hora de ir para casa". Saímos do hospital, o clima bem mais leve enquanto elas conversam sobre uma coisa ou outra, sem mencionar o que aconteceu do lado de dentro da sala. Talvez, assim como eu, elas precisem de tempo para assimilar tudo.

Minha força retorna com a alegria na voz delas; retomamos imediatamente os papéis que prefiro, aqueles que aprimoramos tão bem com o passar dos anos, em que eu sou a mãe que as protege e as defende de todo o mal. No caminho para casa, penso que ainda há coisas que posso fazer para facilitar a vida delas, para protegê-las de alguma forma. Vou encontrar um jeito de recuperar o controle. Sempre há algum jeito.

Bolos de laranja e limão sempre foram os favoritos. Você sabia a receita de cor — manteiga, farinha de trigo, leite, açúcar, ovos e casca de limão —, nunca precisava consultá-la. Eu me lembro do aroma na sua cozinha, da doçura de mais um bolo recém-saído do forno, dos furos que fazia com garfo, da calda grudenta de limão e laranja com que cobria cada um. As meninas ficavam esperando pacientemente, devorando o bolo com os olhos, o nariz tocando a beirada da bancada da cozinha. "Precisa esfriar", você dizia para elas, e as duas saíam para brincar no quarto, até voltarem correndo para o andar de baixo ao ouvirem o som da porta, a chegada da sua amiga sinalizando o momento de cortar a primeira fatia. Com cuidado, você separava os pedaços para guardá-los nas lancheiras;

elas sempre diziam que os amigos ficavam com inveja dos bolos caseiros que levavam, e isso a fazia sorrir.

Qualquer fim de semana ou feriado era uma oportunidade de passar a tarde preparando um bolo. Você fazia cupcakes em miniatura — bolinhos minúsculos para mãozinhas minúsculas —, alguns com cobertura de carinhas felizes em cores variadas. Confeitos no lugar dos olhos e um sorriso de glacê vermelho feito com uma mão firme. Alguns eram cobertos com marshmallows e purpurina comestível cor-de-rosa, ou balas compridas de morango curvadas em um S para Sarah ou um G para Gemma, e outros exibiam uma minigarrafa de refrigerante no topo, cercada por glacê. Em outras ocasiões, se houvesse tempo, você criava um bufê de coberturas e glacê, e as meninas criavam as próprias obras de arte, seus rostos concentrados e cheios de orgulho com o resultado final.

Você as deixava no quintal em tardes ensolaradas, Gemma em sua cadeira de plástico vermelha que combinava com a mesa em miniatura, Sarah em uma cadeirinha de madeira que você tinha pintado de amarelo, e servia chá da tarde em pratos de papel coloridos que tinham sobrado de festas de aniversário. Menos louça para lavar. As duas riam enquanto atacavam a comida, o glacê sujando a ponta do nariz.

Um pequeno agrado que deixava duas garotinhas tão felizes, e todo esse amor era acrescentado à massa.

O livro de culinária está aberto sobre a bancada, as páginas amassadas salpicadas de ingredientes errantes. Folheio rápido as páginas para a frente e para trás, e olho para a tigela com a mistura enfarinhada, que parece me encarar de volta. Dou uma lambida no dedo e o enfio lá — é bicarbonato de sódio? Ou só farinha? É impossível saber. Tento recapitular meus passos, viro as páginas de um lado para o outro antes de desencavar outra colher de chá da gaveta e colocar mais alguns gramas na mistura, observando a pequena nuvem branca que se forma.

Nos últimos meses, tenho feito bolos para uma instituição de caridade que ajuda pessoas em situação de rua em York. Vi um anúncio no jornal procurando por voluntários para o turno do café da manhã e mandei um e-mail perguntando se precisavam de bolos. Sempre adorei confeitaria, mas, desde o diagnóstico, mudei minha forma de encarar as coisas — precisei mudar. Abro o guarda-roupa e vejo a ponta dos meus tênis de corrida, perdidos sob as bainhas compridas das minhas roupas no fundo do armário. A chave do carro também permaneceu no pratinho vermelho depois que fui ao correio para devolver minha carteira de motorista. Tive que abrir mão de tanta coisa, que eu queria — *precisava* — me concentrar naquilo que ainda consigo fazer. E eu ainda consigo fazer bolos.

Na primeira semana em que apareci lá cheia de potes, os rostos que se reúnem no abrigo toda manhã de sábado se viraram para mim e minhas duas travessas grandes de pão de ló cheios de desconfiança.

— Por que você faria um bolo pra gente? — perguntou um deles.

— Todo mundo merece uma sobremesa, não acha? — respondi. — De qualquer forma, não tenho mais ninguém para quem fazer bolos; vocês podem avaliar meu trabalho.

Nunca quis que eles pensassem que eu os encarava com pena, porque sabia muito bem como era passar por isso. Gosto de ir ao abrigo; ninguém me conhece lá, então não percebem se uma palavra me escapa no meio de uma conversa, ou se esqueço o nome de alguém entre uma semana e outra. Eles não conhecem a antiga Wendy; eles não prestam tanta atenção em mim como as pessoas que trabalharam comigo por anos e que por isso se chocam com a diferença. Consigo relaxar ali. Não fico me policiando, tentando disfarçar meus deslizes; aquelas pessoas simplesmente se sentem agradecidas pelos meus doces. Sou conhecida como a moça dos bolos, uma nova identidade que criei com açúcar e farinha, mas que me agrada bem mais do que qualquer coisa que os médicos tenham escrito em meus prontuários.

Volto para a receita e acrescento açúcar de confeiteiro.

Na segunda semana em que apareci no abrigo, com os braços cheios de bolo de chocolate, recebi uma dúzia de ovos de uma das pessoas em situação de rua que tinha passado a noite dormindo em um celeiro.

— Agora você não tem desculpa pra não voltar na semana que vem — disse, e piscou para mim.

É bom me sentir útil, e gosto do fato de eles ficarem ansiosos por seu pedaço de bolo no sábado. Sou incapaz de servir uma fatia sem pensar nas minhas meninas e em como espero que alguém as trate com gentileza, se algum dia elas passarem por um momento difícil. E percebi que os visitantes do abrigo não precisam apenas de algo para a manhã de sábado, mas também para levarem consigo, então comecei a fazer bolinhos fáceis de carregar no bolso.

Viro uma página para trás, depois para a frente de novo, franzo o nariz e então coloco o açúcar de confeiteiro na tigela.

Alguns deles levam muito a sério a missão de avaliar meu trabalho, oferecendo críticas detalhadas aos meus bolos a cada semana. Uma vez, duas pessoas novas apareceram no abrigo e ficaram reclamando por não gostarem dos bolos naquela semana, mas os outros logo me defenderam. Naquela altura, já éramos amigos.

Paro e coço a cabeça. Já coloquei açúcar de confeiteiro? Não me lembro de fazer isso. Olho para a tigela e vejo os grânulos, então, aliviada, começo a misturar, mas a colher não desliza pela massa como normalmente faz; ela parece mais grossa, pesada. Digo a mim mesma que logo vai ficar mais leve, então mexo com mais força e meu cotovelo acaba doendo. Despejo a massa em uma forma de pão, mas ela fica prendendo nas laterais da tigela em vez de deslizar para fora. *Que estranho*, penso. Preparo uma xícara de chá enquanto o bolo está no forno, mas sinto a preocupação borbulhando dentro de mim. Fico olhando de soslaio para o forno, levantando mais do que o habitual para espiar pelo vidro para ver se o bolo está crescendo.

No abrigo, costumo sentar e tomar uma xícara de chá com as pessoas que chegam para comer algo na manhã de sábado. Algumas histórias são difíceis de ouvir, sobre como foram abandonados pelas próprias famílias e então se tornaram a família uns dos outros. Passar tempo com eles me ajuda a colocar as coisas em perspectiva, por mais que minha semana tenha sido difícil, por maior que a pilha de Post-its tenha aumentado sobre o carpete do dia para a noite, por mais que eu tenha passado por reuniões em que me senti alvo de olhares desconfiados ou que tenha escutado longos suspiros no telefone por não conseguir entender um problema com tanta rapidez. Além do medo que agora vivo e respiro, que me acompanha pela vida — o vazio que está por vir. Nada disso existe no abrigo nas manhãs de sábado; lá, me lembro de ser grata pelas coisas que ainda tenho: um teto, dinheiro para pagar as contas, um chuveiro e roupas limpas para usar, além de duas filhas que me amam demais.

A vida pode ser cruel em certos momentos; ela pode roubar tanto de uma só vez que precisamos nos agarrar ao que sobra, por mais insignificante que seja. Sentada em meio às pessoas que foram abandonadas pelo mundo, frequentemente penso em todos os planos que fazemos quando a vida é boa. Essas pessoas ao meu redor que se deliciam com meus bolos, tomando cuidado para não desperdiçar nem uma migalha, também devem ter feito planos em momentos melhores. Elas também já tiveram um lar, uma família, um emprego, e aqui estão, contando com a ajuda dos outros para ter alimento e abrigo, mesmo que por poucas horas. Levando em consideração aquilo que a vida lhes reservou, elas encontraram pequenas formas de melhorar sua realidade: a destreza da mão que coloca no bolso tudo que pode ser guardado para depois, a forma compacta com que armazenam seus pertences, facilitando o transporte dos seus bens materiais de um lugar para o outro. Eles buscam ajuda e oferecem apoio uns aos outros. É comum que os mais velhos cuidem dos mais jovens, que muitas vezes não têm pais com quem possam contar. Todos nós encontramos uma forma de lidar com as dificuldades quando tentamos.

Olho para o relógio e vejo que está na hora de tirar o bolo do forno, mas há um cheiro estranho na cozinha, algo diferente. Tiro a forma com cuidado e cutuco a massa com minhas luvas; ela não cresceu, parece dura e solada. Viro o bolo em uma grade para resfriamento, mas ele não parece bom, e não consigo entender por quê. Espero vinte minutos, então corto uma fatia, mas a faca desce grudando, o pão de ló não esbanja sua maciez de sempre; o interior está denso e compacto, o peso tomando o espaço da leveza habitual. Provo uma pontinha e faço uma careta. Está intragável. Muito doce, com açúcar demais. Vai direto para o lixo. Olho para o outro pote sobre minha bancada e, com desânimo, percebo que não é suficiente. Alguém ficará sem bolo esta semana.

Encaro o bolo no lixo. Não é a primeira vez que isso acontece. Os bolinhos ficaram salgados demais na semana passada. E outro pão de ló teve que ser descartado na semana antes dessa. Eu sei por quê. Porque não consigo seguir a receita. Eu costumava guardar todas as informações na minha cabeça, e agora preciso seguir as instruções do livro, mas toda vez que viro a página — *puf!* —, tudo desaparece. Na semana passada, confundi colheres de chá com colheres de sopa. Na semana anterior, usei o dobro de farinha de trigo necessária. A tristeza cresce dentro de mim, acompanhada por uma frustração e uma raiva que só aumentam a cada semana. Olho para o bolo, partido e inútil dentro da lata de lixo. Não recebi qualquer contato de nenhum médico desde meu diagnóstico, nada além de uma consulta na clínica de memórias que só vai acontecer daqui a semanas. Como posso ajudar minhas filhas a entenderem meu diagnóstico se eu mesma não o entendo? É disso que sinto raiva. É por isso que me sinto defeituosa e abandonada, descartada pelo mesmo sistema de saúde para o qual trabalhei por vinte anos. Eu, mais do que ninguém, deveria saber como o sistema funciona. Eu sou o sistema; eu administro o sistema. Mas o sistema me abandonou.

Fecho a lixeira. Não quero mais olhar para o bolo. Sei que não voltarei ao abrigo. Não quero explicar por que fico errando a receita; é melhor sumir, por mais que a culpa e a tristeza sejam dolorosas. Me sinto vazia. Sim, o vazio pelas conversas que não ouvirei mais no abrigo, a falta da inspiração despertada pelas pessoas que conheci lá; porém, mais do que tudo, é um luto visceral por ter que me despedir de novo, desta vez da confeitaria, algo que fiz a vida toda. Desde a época em que eu fazia bolinhos ainda criança até a idade adulta quando ensinei minhas filhas a fazerem o mesmo, a confeitaria sempre esteve lá, uma constante. Preparar um bolo era o antídoto para qualquer dia ruim. Encaro a longa fileira de livros de culinária na cozinha, alguns com páginas amassadas e tortas, outros limpos e intactos, e sei que nunca mais irei usá-los. Outra despedida, desta vez de algo tão doce. Mas penso nas pessoas no abrigo, em como as coisas que elas perderam fazem as minhas parecerem besteira. E, mesmo assim, elas encontraram uma forma de tornar a vida mais fácil ao buscarem ajuda.

Vou até meu armário e pego todos os laudos médicos que consigo encontrar, todos os documentos que me entregaram ou que enviaram por correio desde que recebi o diagnóstico. Encontro os nomes e telefones dos profissionais que deveriam ter entrado em contato comigo e das organizações que podem ajudar a desvendar o mistério dentro de mim. Envio vários e-mails pedindo — às vezes exigindo — ajuda. Não faço apenas por mim, mas também para eu conseguir ajudar minhas filhas. Preciso entender o que é o Alzheimer e o que ele significa na minha vida.

É manhã de um sábado e três documentos em branco me encaram por cima da toalha xadrez amarela e branca. Vejo algumas anotações a lápis que fiz na minha cópia e sinto meus dedos retorcendo o pano de prato em minhas mãos. Isso vai ser difícil. Então prefiro me concentrar na bancada da cozinha, nos bolinhos minúsculos que acabei de tirar do forno, e respiro fundo, inalando o doce aroma que preenche o cômodo. Está quase tudo pronto: alguns bolinhos de limão, e pequenos pães de ló, os favoritos das meninas. Também há minisanduíches — cortei com muito cuidado a casca de cada um, deixando-os ao lado das miniquiches. Então busco por purpurina comestível no fundo dos meus armários e salpico um pouco sobre cada bolinho perfeito antes de arrumá-los na boleira. Os documentos me observam da mesa, e engulo a tristeza que estou tentando disfarçar com poeira brilhante. Dou uma olhada na minha cristaleira, então pego meu aparelho de chá branco com bordas douradas, adornado com belas rosas e margaridas. Coloco a mesa — três xícaras com três pires, pratos e o jarro de leite combinando. Até encho uma tigela com cubos de açúcar, deixando uma pinça por cima, apesar de nenhuma de nós ter o hábito de adoçar o chá.

Eu me afasto e olho para a mesa, muito orgulhosa dos meus esforços e de como ficou o chá. Mas também sei que é provável que ninguém esteja no clima de comer, que posso ter feito tudo isso à toa, apesar de ser a única maneira que encontrei para adoçar este momento amargo. Hoje, Gemma e Sarah vêm me ajudar a escrever uma procuração — na prática, quais serão minhas vontades quando eu não for mais capaz de articulá-las. Penso em algumas das perguntas que já escrevi a lápis e luto contra a parte de mim que deseja com todas as forças proteger minhas meninas deste momento.

Pouco depois, escuto o som de carros do lado de fora, o estalo do portão do quintal sinalizando a chegada delas.

— Hummm, alguma coisa está cheirando bem — diz Sarah enquanto as duas entram em casa.

Entre os abraços e beijos, noto que elas olham de esguelha para os documentos que repousam sobre a mesa.

— Vamos resolver logo a parte chata, e então podemos ir ao que interessa e tomarmos o chá da tarde — digo, tentando diminuir o nervosismo delas. Ou será o meu?

Sugiro começarmos com as finanças. É uma parte prática, e fico aliviada por já ter feito comentários a lápis e poder explicá-los para preencher o silêncio. Então passamos para a parte da saúde. Elas baixam a cabeça. Noto os olhares que trocam de vez em quando para tranquilizarem uma à outra. Pigarreio.

— Item seis: restrições sobre saúde e bem-estar — digo. Percebo como as duas puxam o ar com força e baixo os papéis. — Não quero ser ressuscitada.

Há um momento de silêncio.

— Eu entendo — diz Gemma.

Sarah permanece em silêncio. Dá para ver a enfermeira em formação se digladiando, sabendo que aquilo vai contra tudo que ela está aprendendo, que é preciso lutar pela vida. Mas não pela minha. Não por essa vida.

— No que você está pensando, Sarah?

Há uma pausa.

— Mas e se você pudesse se recuperar? — pergunta ela. — E se só precisasse de antibióticos para ficar melhor?

Detecto o desespero em sua voz, e, por um instante, sou pega de surpresa. Eu não devia estar aqui, não devia ter que explicar para as minhas meninas por que eu não iria querer permanecer no mundo com elas.

— Mas, se a mamãe já tiver perdido a lucidez e nós tivermos que tomar as decisões, ela não iria querer continuar viva, mas se deteriorando, com a demência no controle — diz Gemma em um tom amável. — Ela não iria querer melhorar e ficar vivendo no mundo da demência.

Eu sorrio, soltando o ar que estava prendendo.

— Ainda bem que estamos conversando agora, senão vocês acabariam brigando e discutindo sobre as decisões sem que eu pudesse apaziguar as coisas — digo com um sorriso, tentando amenizar o clima de algum jeito.

Sarah concorda com a cabeça, lembrando que estamos aqui para conversar sobre o que eu quero. Está resolvido. Essa decisão emotiva foi tomada e ficará de lado até o momento em que for necessário colocá-la em prática. Um momento que espero ocorrer em um futuro muito distante, mas quem sabe?

Volto a me concentrar no documento, meus dedos descendo pela página, e sinto um nó se formar em minha garganta, indicando o ponto em que preciso parar.

— Sei que já conversamos sobre isso antes, mas vou ler o que escrevi a lápis: "Caso eu não tenha mais capacidade mental para escolher onde morar ou permanecer em casa se torne perigoso, minhas procuradoras têm minha autorização para escolher uma casa de repouso adequada..." — Faço uma pausa. As duas estão olhando para baixo. — Não quero que vocês se tornem minhas cuidadoras. Vocês são, e sempre serão, minhas filhas.

— Sim, a gente sabe, mãe — diz Sarah, baixinho. — Se é isso que você quer...

Pego uma caneta para cobrir as palavras com tinta, mas algo me incomoda, porque sei que não é isso que eu quero, terminar em uma casa de repouso, mas é a opção ideal no momento. É melhor do que pensar nas minhas filhas renunciando à própria vida para cuidarem de mim.

Até a cozinha parece suspirar de alívio quando terminamos, tudo assinado e datado, todos os itens preenchidos, as últimas burocracias resolvidas. Nós três ficamos sentadas em silêncio por um instante, um tempo que parece demorar minutos, mas talvez sejam apenas segundos, o relógio vermelho na parede acompanhando o ritmo dos nossos pensamentos.

Interrompo o silêncio.

— Vamos abrir a porta, está quente aqui dentro. E quem vai me ajudar a servir o chá?

Então os papéis são deixados de lado, e voltamos nossa atenção para os bolos.

— Ah, eles são tão pequenininhos — diz Gemma.

Sirvo o chá, então mordiscamos o pão de ló com calda de limão, o açúcar adoçando o restante da tarde, como eu desejei que acontecesse.

O conteúdo da caixa de fotografias tombada para o lado se espalha pela coberta de renda amarelo-clara. Pego uma delas e a viro: Sarah e Gemma, com 6 e 3 anos, as perninhas gordas em shorts atoalhados na areia da praia. Sorrio quando me recordo do momento: a primeira viagem que fizemos só nós três, as brincadeiras no carro, contando veículos de cores diferentes pelo caminho, nossos doces prediletos, que faziam o tempo passar mais rápido, caixas novas de giz de cera e livros de colorir abertos durante o trajeto. Chegamos ao nosso chalé na costa de Norfolk, deixamos as malas e fomos correndo para o mar; aquela foto foi tirada na primeira vez que os pés delas tocaram a areia. Ainda consigo escutar seus gritinhos empolgados enquanto o mar gelado se aproximava rápido e molhava seus dedinhos.

Então outra sensação me domina, uma tristeza que cresce dentro de mim há semanas. Vou mesmo me esquecer de tudo isso? Será que, em um futuro próximo, quando eu olhar esta foto, não conseguirei reconhecer os dois rostos que sorriem para mim? Parece impossível. Sinto uma necessidade urgente ao encarar a imagem, determinada a vencer meu cérebro esmorecente, de memorizar cada pixel da fotografia; a amplitude do céu azul de Norfolk, os chinelos cor-de-rosa nas mãos de Sarah, que eu não tinha notado antes, o short listrado azul-marinho e vermelho de Gemma, os outros turistas na praia. A foto, em que antes eu só enxergava minhas meninas, de repente se encheu de pequenos detalhes. Vou guardá-la na minha memória. Não vou deixá-la se esvair. Viro a fotografia e escrevo no verso: *Sarah e Gemma. Férias em Norfolk. Caister? 1987.*

Não vou esquecer.

Pego outra foto, eu sentada no topo de Walla Crag, em Keswick. Era um dia feio, o sol escapando apenas por uma ou duas frestas entre as nuvens baixas, a escuridão do lago Derwentwater lá embaixo. Estou olhando para a vista diante de mim — linda, apesar do tempo —, a blusa listrada de manga comprida e minha mochila vermelha cortando o cinza do dia. Me arrasto para a borda da cama e sinto as molas se curvando. Seguro a fotografia entre dois dedos e observo a vista de novo, memorizando-a, dizendo para mim mesma que mesmo aqui, no meu quarto pintado de bege e verde-oliva, ainda consigo fingir que estou lá, sentindo o vento soprar em meus ouvidos, inalando o aroma do musgo aos meus pés, ouvindo o vazio do silêncio. Está tudo aqui, as memórias que agora desejo agarrar com todas as forças, que ainda não me deixaram. Ainda consigo conjurar as emoções associadas a elas, a paz que a beleza daquele lugar traz, o calor armazenado dentro do meu casaco em um dia frio. São a esses sentimentos que preciso me apegar; a calma, a felicidade. Estou determinada a não deixar que eles me escapem, mesmo quando eu não conseguir me lembrar o nome de um lugar.

Olho ao redor do meu quarto de hóspedes e sinto uma vontade repentina de colar estas fotos nas paredes vazias, de criar um espaço no qual eu possa vagar sempre que for dominada pela névoa. Passo as mãos pela pilha de fotos, todos os melhores momentos da minha vida capturados em filme, e me sinto grata por cada uma das vezes que meu dedo clicou no botão da câmera. Na época, eu nem imaginava como aquelas fotos seriam necessárias, que eu teria uma doença que roubaria minhas memórias, que todos os dias perderia algo mais valioso que meus bens materiais. É isso que o Alzheimer faz: ele é um ladrão que surge no meio da madrugada e rouba imagens preciosas de nossa vida enquanto dormimos.

Então começo pelo começo, pegando cada foto e anotando todos os detalhes de que consigo lembrar; nomes e lugares e datas, uma defesa contra a perda da memória. Escrevo rápido, aproveitando que meu cérebro está ativo hoje, passando de uma fotografia para a próxima, meus braços doendo, minha mente cansando, mas sem ousar parar e perder o ritmo. Eu as encaro com cada vez mais intensidade, fixando todos os detalhes no fundo da mente, alerta para pistas que posso ter ignorado antes, minha vida passando a toda velocidade conforme a pilha vai diminuindo.

Resta apenas uma foto, a vista de um rio em uma das minhas pontes favoritas em York. Analiso todas as ondulações na água e encontro um redemoinho que nunca vi antes, um indício da vida embaixo da água, um detalhe minúsculo que passou batido enquanto eu registrava a imagem mais ampla com minha lente. Faço um lembrete mental de procurar por ele na próxima vez em que passar pela ponte. Então decido trocar o lembrete mental por um escrito. Só para garantir.

No dia seguinte, estou andando por York, o bilhete amassado dentro do meu bolso. Vou até a ponte e paro no mesmo lugar para observar a vista que capturei na foto, e lá está, como prometido, a água girando da maneira como eu imaginava, da maneira como está retratado. Fico parada na ponte, olhando para baixo, uma sensação indescritível de vitória borbulhando dentro de mim. Sei que é inevitável que a demência roube essas memórias de mim, que, no futuro, talvez eu não reconheça o redemoinho, a ponte e até a cidade em que a foto foi tirada, mas estou feliz de saber que a natureza garantirá que essas coisas sobrevivam, que o redemoinho continuará girando, que o mar continuará batendo na areia da praia em que tiramos férias repletas de amor e risadas. A demência não roubará tudo, apesar de essa ser a impressão. Apesar de meu pior medo ser esquecer minhas filhas, a natureza garantirá que a maré suba, que o sol se ponha, que os córregos continuem fluindo. Me alegro ao entender que a demência não passa de uma ilusão da minha mente e que serei capaz de vencê-la se ficar encarando minhas fotos por tempo suficiente, se eu descobrir que o redemoinho continua no lugar — um pequeno tesouro a ser apreciado em meio a tudo isso.

Naquele dia em York, compro tudo o que preciso para criar meu quarto das lembranças, então volto para casa e prendo dezenas de fotos nas paredes com pregadorezinhos coloridos. Olho o verso de cada uma enquanto faço isso, e lá estão as explicações que anotei ontem — os motivos, as identidades, os locais — para me ajudar nos momentos em que eu não lembrar.

Finalizo a arrumação e me afasto para admirar minha obra; as fotos coloridas de Sarah e Gemma em momentos diferentes da infância me encaram de volta em uma fileira, enquanto outra, é ocupada por todas as casas em que morei e outra, por imagens de algumas das minhas vistas favoritas — o Lake District, a costa de Dorset, a praia Blackpool. Me sento na beira da cama para observá-las, sendo tomada por uma sensação de calma e felicidade. Mesmo quando as memórias se esvaziarem dentro de mim, ainda continuarão aqui, do lado de fora — uma constante, um lembrete, uma sensação de tempos mais felizes. Vai acontecer na próxima semana, no próximo mês, no próximo ano? Não sei. Esse pensamento por si só desperta medo, a necessidade de me lembrar urgentemente de tudo que ainda consigo, mas acalmo o pânico ao me concentrar em uma imagem, a vista de Walla Crag. Estou lá em cima de novo, o vento soprando em meus ouvidos, o musgo sob meus pés. A incerteza do futuro pode esperar.

Sei que a vida não foi fácil para você, e nem sempre reconheci isso. A todo tempo havia tanto a ser feito, tanto sobre o que pensar, listas a serem escritas, bocas para alimentar. Nem sempre havia tempo para simplesmente se sentar e refletir diante de uma xícara fumegante de chá. Quantas mães solo lembram de parabenizar a si mesmas por darem conta de tanta coisa?

O pai das meninas foi embora quando elas tinham apenas 7 e 4 anos. Sei que foi difícil. Sei que a vida foi solitária. Sei que você se esforçou para esconder essas coisas das meninas, estampando um sorriso no rosto e se esforçando ao máximo para não deixá-lo escapulir. Lembro que, mesmo que você fizesse um bom trabalho escondendo dos outros com piadas, orgulhosa demais para deixar transparecer, sobretudo para as meninas, a vida era difícil.

Não sobrava muito dinheiro, então era preciso ser organizada. A preparação para o Natal costumava exigir que você vendesse uma coisa ou outra para juntar o suficiente para presentear as duas. Você não se sentia injustiçada nem queria ser alvo de pena; em vez disso, gostava do desafio. Teve a bicicleta de segunda mão que você lixou e pintou, deixando-a pronta para receber os gritos de alegria de Sarah no dia 25 de dezembro. E a fazenda de brinque-

do que você montou sozinha enquanto as meninas dormiam, com uma lagoa de papel-alumínio colada com muito amor no papelão. Todo ano, na noite de Natal, depois das meninas terem ido dormir sonhando com o Papai Noel, você permanecia acordada e bolava o "cardápio natalino" para o dia seguinte — com brincadeiras, além do peru e todos os acompanhamentos. Hoje, Gemma e Sarah dizem que não se lembram de passarem necessidade, mas isso se deve a muito esforço seu.

Você teve que ser criativa com seus dias também. Frequentemente, era preciso fazer uma visita à biblioteca para contar histórias a elas, porque lá os livros eram gratuitos e as salas eram aquecidas. Lá, as meninas também escapavam para uma terra distante de faz de contas.

Sempre tive a sensação de que você gostava de não ter muito dinheiro. Isso tornava a vida um desafio, fazia com que você precisasse pensar bastante, ser mais organizada. Duas das suas coisas favoritas. Parece irônico agora.

Você dizia que não havia nada na vida que não conseguisse consertar com um livro infantil. Sempre que as meninas tinham um problema, você procurava o volume certo. Gemma sempre foi muito tímida, então você lia **Little Miss Shy** [Senhorita Tímida] até as páginas estarem cheias de marcas de dedo e a história entranhada na mente dela. Quando Sarah ficava preocupada, lá vinha o **Mr. Worry** [Sr. Preocupação]. O mundo sempre parecia um pouco menos assustador depois. Quem dera houvesse um livro infantil para facilitar a sua vida naquela época.

Os momentos mais difíceis eram aqueles em que você precisava deixá-las com o pai, nos fins de semana e feriados. Não havia críticas nem brigas — *afinal de contas, ele era o pai delas. Porém a casa ficava tão vazia e silenciosa, seu coração parecia ter sido arrancado do peito e levado dentro da mala com elas. Era na ausência delas que a preocupação batia mais forte; você pensava que nunca conseguiria ter um emprego sério depois que ele foi ido embora, já que qualquer trabalho precisaria bater com o horário da escola. Você agendava tantos trabalhos como faxineira quanto possível, geralmente recomendada pelos clientes, o que pelo menos tornava a situação mais tolerável. Mas sabia que poderia ir além disso. Aqueles trabalhos tinham sido úteis quando as meninas eram pequenas, mas as duas estavam crescendo, já estavam na escola, e devia haver outra opção.*

Naqueles tempos sombrios, você aprendeu a arte de se distanciar do problema, você saía flutuando e se observava lá de cima, questionando se teria outro caminho. Tento fazer a mesma coisa agora, mas as respostas não vêm com a mesma facilidade...

Eu me remexo no quarto, o sono batendo, minha cabeça aninhada no travesseiro macio. Olho para o livro que pacientemente espera sobre a mesa de cabeceira e viro depressa para o outro lado. Ele é um lembrete de como eu costumava passar as últimas horas e minutos do dia. *Em alguma outra noite*, penso, sabendo que a página dobrada permanece a mesma há semanas. Porém meus olhos encontram outra coisa ao lado do livro: um Post-it — *Marcar dentista*. Suspiro e reviro os olhos; estou surpresa por ter esquecido? Até os bilhetinhos que deixo para mim mesma há meses estão começando a me decepcionar — de que adianta escrever um lembrete para si mesma se você se esquece de olhar para ele? Um rabisco feito durante a madrugada, ou até pela manhã, agora costuma ser esquecido antes mesmo da hora do almoço, e com mais frequência quando saio de casa. Colo o papel sobre o relógio, determinada a me lembrar de ligar para o dentista amanhã.

No dia seguinte, encontro um monte de Post-its e tiro-os do chão, lendo os recados enquanto tomo minha primeira xícara de chá preto. Enquanto faço isso, noto a caixa de remédios ao lado da chaleira, com os comprimidos de ontem ainda guardados. Até lembrar de tomar meus remédios está se tornando um desafio, e os papéis amassados em minha mão se provam insuficientes. Me sento com meu chá e pego o iPad. Talvez a resposta esteja aqui. Vejo um ícone que diz "Lembretes" e digito *19 horas — Tomar comprimidos*. Vale a pena tentar.

Naquela noite, chego em casa exausta do trabalho, mas, ao ouvir o aviso do iPad, ligo a tela. *Tomar comprimidos*, diz ele. Vou até a cozinha e engulo os comprimidos com um copo de água. E isso me faz pensar. Tiro o calendário da parede e começo a preencher o iPad com datas, horários e lembretes importantes — consultas médicas, visitas a amigos, um lembrete diário de tomar meus remédios e outro de colocar o lixo na rua. Hesito no dia 17 de outubro, o aniversário de Sarah, dali a algumas semanas. Com certeza eu não me esqueceria de uma data tão importante, mas, só para garantir, coloco um lembrete para a noite do aniversário dela.

Conforme o dia se aproxima, um alarme toca no iPad para me lembrar de comprar um cartão para Sarah. Sorrio para mim mesma e olho para a bancada da cozinha, onde deixei um cartão me esperando para ser preenchido. Dois dias depois, outro lembrete, desta vez para enviá-lo, mas vejo que o envelope já tem nome e endereço, com um selo devidamente colado no canto direito superior. Eu me aconchego com minha xícara de chá, me sentindo acalentada a cada gole, feliz por meus instintos estarem corretos, por eu não ter esquecido o aniversário de Sarah, pelo amor ser capaz de vencer a demência em todos os momentos. Só que então sinto um calafrio, uma preocupação que cresce dentro de mim. Sinto minhas sobrancelhas franzirem em dúvida: o cartão estaria esperando para ser enviado se eu não tivesse programado o primeiro alarme? Mas respondo para mim mesma que nunca me esqueço de aniversários, essa é uma das minhas características mais marcantes. Envio o cartão naquela manhã, enquanto ainda me lembro.

No dia 17 de outubro, saio para trabalhar como em qualquer outro dia; no fim do expediente, volto para casa e começo a preparar algo para comer. Estou cantarolando a música que toca no rádio quando escuto o alarme do iPad. Olho para o relógio: 18h30, então ainda não está na hora dos remédios. Confusa, deixo de lado os utensílios que estava usando e abro o iPad, me deparando com o lembrete *Aniversário da Sarah*. Sou tomada por um calafrio. Não pode ser. Deve ter acontecido algum erro. Sempre liguei para ela de manhã cedo para desejar feliz aniversário. Verifico a data no calendário, abandono minha refeição e pego o telefone. Estou tremendo enquanto digito o número de Sarah, ao escutar o toque e depois a voz dela atendendo.

— Desculpa — digo. — N-não sei como isso aconteceu.

— Não tem problema — diz ela. — Você só esqueceu.

Pelo tom carinhoso em sua voz, sei que ela é sincera, que entende, que está sorrindo, mas a sensação gélida em minha barriga não desaparece, me dominando ainda mais, mesmo depois de ela dizer que recebeu meu cartão, mesmo depois de eu desligar o telefone. Nada é capaz de aplacar a tristeza, a vergonha: esqueci o aniversário da minha própria filha pela primeira vez em 34 anos. Um dia que significa mais para mim do que quase todos os outros 364 dias do ano. Racionalmente, sei que a culpa é da doença, não minha, mas às vezes é difícil diferenciar as duas coisas. Pela primeira vez, odeio a demência com todas as minhas forças, por tudo que ela roubou, por tudo que ainda vai roubar. Não consigo perdoá-la e não consigo perdoar a mim mesma.

A mente é incapaz de não se antecipar, desejando que um evento feliz chegue logo ou então agonizando em fases mais difíceis ao pensar no futuro. Poucos de nós se dão por satisfeitos em viver o presente. Em vez disso, seguimos nossas rotinas pensando que temos todo tempo do mundo para nos preocuparmos e reclamarmos das pequenas distrações do nosso dia: o colega de trabalho mal-humorado, um ônibus que chegou atrasado, a chuva desabando das nuvens bem quando você esqueceu o guarda-chuva em casa. Quantas vezes não passamos a segunda-feira no trabalho sonhando com o próximo fim de semana? Ou torcendo para o tempo passar voando até nossas férias? E então algo acontece e nos pega desprevenidos — um divórcio, uma morte, uma doença progressiva. Algo que nos faz lembrar que o único dia que importa é o de hoje.

Essa sensação — a necessidade de me lembrar de tudo, de gravar as coisas na minha memória como se fosse um filme, antes que seja tarde demais — tem aumentado a cada dia desde o diagnóstico, e foi o que me motivou a criar um quarto de lembranças. Há dias em que estou sentada à minha mesa e sinto uma urgência me acertando como uma onda. Tudo que sei sobre o meu trabalho — todas as informações que guardei dentro dos meus arquivos mentais, as mesmas que meus colegas costumam acessar em um segundo — vem de repente, e fico com medo do momento em que outra onda vai me acertar, espalhando todo esse conhecimento pela areia antes de a maré puxá-lo para a vastidão do oceano, aquela onda com tudo que ela guarda sendo perdida para sempre.

Analiso as pastas na minha área de trabalho e entro em pânico. Nos últimos cinco anos reuni todas as informações necessárias para garantir que o programa de escalas funcione sem problemas, porém boa parte delas está armazenada na minha mente e não naquelas pastas virtuais. Com minha memória se tornando cada vez mais instável, como saberei quando essas informações serão perdidas? Pode acontecer na semana que vem. No mês que vem? Amanhã? Nos últimos dias, notei os olhares confusos da minha equipe quando mostro a área de trabalho do meu computador ou me ofereço para ensinar as minúcias da escala.

— Essa enfermeira não trabalha à noite — explico —, ela tem filhos pequenos. É melhor anotar isso em algum lugar.

Mas percebo o que estão pensando: *Por que precisamos anotar quando temos você?* Há uma funcionária específica que escolhi como a próxima "guru", a herdeira do meu título, e me pego convidando-a para reuniões cada vez mais frequentes, dividindo minha carga de trabalho com ela, mostrando mais e mais detalhes do meu serviço enquanto ainda posso. Ela é tão competente quanto eu imaginava, convenientemente anotando tudo, mas, na minha cabeça, isso nunca acontece rápido o bastante, não há papel em seu bloco ou tinta em sua caneta para dar conta de tudo, não há nem sequer tempo para eu transmitir tudo que é necessário, tudo de que irão precisar quando eu for embora. Ou pelo menos nos dias enevoados, quando os horizontes se confundem.

Me sento no ônibus para casa, buscando pontos de referência para afastar o sono que se alastra por mim. O que o dia de amanhã me reserva? Céu claro ou nublado? E qual é a previsão do tempo? A doença vai me atingir de forma branda ao longa da próxima semana? Digo a mim mesma para não pensar em nada além do presente, mas é impossível, sobretudo quando estou cansada, exausta demais para afastar o medo. São sempre as mesmas três coisas que fervilham dentro de mim, e sempre que uma delas surge em meus pensamentos, as outras duas vêm junto. O medo de perder minha independência, de me tornar incapaz de pegar um ônibus para chegar e sair da cidade, que dirá para trabalhar. Olho o meu reflexo fantasmagórico na janela do ônibus, um lembrete de outro grande medo: ultrapassar a fronteira e me tornar alguém que não reconheço, perdendo a noção sobre o que me torna *eu* — quando as decisões serão tomadas em meu nome por outras pessoas e não por mim. E isso naturalmente leva ao terceiro medo, tão doloroso que sinto meu coração se contorcer sempre que ele surge: esquecer o rosto das pessoas que mais amo, Sarah e Gemma. É sempre aí que meu coração dispara, tão descontrolado quanto meus pensamentos, meu futuro. Esses são medos que todos nós enfrentamos? De perder a independência e, com o tempo, a lucidez? Medos que sempre pareceram tão distantes, pontinhos minúsculos no horizonte, que antes eu precisaria apertar os olhos para enxergar. Porém a demência me jogou na direção deles. Não é de se admirar essa sensação de urgência, de criar tempo para o futuro antes que ele desapareça para sempre. Será uma despedida lenta ou rápida? A incerteza é o que faz meu peito se encher de pânico. Não saber a rapidez com que o tempo se tornará irrelevante. Achei que eu tivesse controle sobre a minha vida. Não era eu que imaginava minha aposentadoria daqui a muito tempo — eu e meu carro indo a todos os cantos das ilhas britânicas distantes demais para alcançar em uma semana de férias? Não era eu que tinha acabado de começar a ganhar o suficiente para planejar viagens mais distantes, feriadões em Dublin e em Paris? Não era eu a pessoa que ia ver o mundo? O que aconteceu com todo esse tempo que eu acreditava ter?

Quanto tempo você acha que perdeu vasculhando os classificados do jornal local? Seu dedo percorria a página toda semana, indo de vaga a vaga em busca do emprego perfeito, até a ponta ficar suja de tinta. Você sabia que podia ir além da faxina, que não precisava se limitar a limpar pias e vasos sanitários enquanto as meninas estavam na escola; porém encontrar algo que se encaixasse com o ritmo da família era complicadíssimo. Por cinco anos após o pai delas ir embora, você fez esse trabalho apenas para sobreviver, apesar de saber que a vida poderia ser mais do que aquilo.

Até que você o encontrou: recepcionista de meio expediente na ala de fisioterapia do hospital Milton Keynes. O anúncio prometia flexibilidade e você poderia trabalhar no turno da manhã ou da tarde. Sua mente ativa, que agora tanto invejo, começou a analisar as possibilidades, se convencendo de que as meninas gostariam de ter um pouco de responsabilidade e independência, de fazerem sozinhas o trajeto de ida ou de volta da escola. Naquela época, Sarah já tinha idade para cuidar de si e da irmã caso você se atrasasse um pouco. Ao ligar para pedir uma ficha de inscrição, você estava tão esperançosa, sorrindo para o telefone, incapaz de esconder sua empolgação na voz.

Quando os papéis chegaram semanas depois, você se sentou à mesa da cozinha e encarou os espaços em branco que deveriam preencher. "Atual emprego" foi um item que a fez hesitar, mas, como sempre, você encarou o problema. "Faxineira" provavelmente não seria um emprego muito impressionante para eles, mas não havia como esconder a verdade: Talvez pareça que uma pessoa que atualmente trabalha como faxineira não seja adequada para a vaga de recepcionista..., *escreveu você, e então listou todos os motivos pelos quais era uma candidata excelente — ótima memória e tendência a ser detalhista são apenas dois exemplos, além do fato de que você aprendia rápido. Tão diferente de mim. O hospital respondeu dizendo que você conseguiu uma entrevista, e anos depois de ter sido admitida, depois até mesmo de ter crescido na carreira, uma das pessoas que a entrevistou na época explicou como ela convencera o outro gerente a lhe dar uma chance: ela disse que ser mãe solo de duas crianças lhe dava mais motivação do que a maioria das pessoas teria para trabalhar duro e manter o emprego. E foi exatamente isso que você fez. Você tinha 39 anos e alguém lhe deu uma oportunidade. Aquele emprego foi o começo de uma carreira de vinte anos no Sistema Nacional de Saúde. Você se tornou tão dedicada a ponto de ser considerada uma workaholic, a ponto do derrame que sofreu ter sido atribuído ao estresse do trabalho, às horas de labuta. Mas aquela foi a primeira vez na vida em que você tinha independência, e nada lhe tiraria isso.*

A mesa fica em uma sala comprida e estreita, sento à cabeceira, esperando o restante dos assentos serem ocupados. Estou empolgada, com um sorriso estampado no rosto e uma sensação que não tenho há um tempo: de que sou capaz de ajudar e mudar opiniões. Descobri a iniciativa Amigos da Demência pelo site da Alzheimer's Society e me tornei membra após assistir ao vídeo que explica como é viver com a doença — como se eu precisasse de uma explicação —, porque me interessei pelo que mencionam no final: a oportunidade de divulgar informações fora da internet ao me tornar o que chamam de Defensora dos Amigos da Demência. Estou aqui para fazer o treinamento. Pensei nos meus amigos e colegas de trabalho e me inscrevi no curso mais próximo. Em silêncio, outras pessoas começam a ocupar a sala, e logo começamos as apresentações.

— Trabalho no hospital St. James's, em Leeds; fui diagnosticada com demência em julho e preciso encontrar um jeito simples de explicar a doença para minha equipe e para outras pessoas — digo ao grupo. — Acho que seria mais impactante ouvir uma palestra de alguém que de fato tenha demência.

O silêncio paira na mesa, todos os olhares voltados para mim. Durante o longo segundo que se passa, fica óbvio que sou a única naquela sala que tem demência, e, ironicamente, apesar de todos estarem ali para aprender a explicar melhor a doença, ninguém esperava encontrar alguém que convive com o diagnóstico querendo fazer a mesma coisa. Parece passar uma eternidade até que outra pessoa se manifeste.

— Obrigada por se apresentar, Wendy — diz a mediadora, finalmente. — Certo, quem é o próximo?

Ela continua. Todo mundo tem um motivo para estar aqui hoje, e então ficamos prestando atenção enquanto ela apresenta ferramentas e métodos diferentes que podemos usar para ajudar outras pessoas a compreenderem a demência. Durante o intervalo do almoço, meus colegas de curso se aproximam, um por um, para me dizer o quanto admiram minha motivação por estar ali. Então entendo que a minha presença por si só é suficiente para desmentir um mito sobre essa doença para todos nós — de que ela não enxerga idade.

Aprendemos várias técnicas para compartilharmos informações, e usamos um bingo divertido em que a mediadora lê em voz alta diferentes informações sobre demência e nós precisamos encontrar as palavras que faltam em nossas cartelas. À tarde, sinto o nervosismo começar a tomar conta de mim; está quase chegando a minha vez de apresentar parte da palestra dos Amigos da Demência para o grupo. Enquanto caminho até a frente da sala, estou tremendo por dentro, apesar de ter escrito meu discurso na hora do almoço, sublinhando as palavras-chave que não devo esquecer. Respiro fundo e começo a falar, prendendo a atenção da sala, o que me deixa mais confiante, e penso que todos os anos que passei oferecendo treinamentos no trabalho estão me ajudando, que ainda estão dentro de mim, em algum lugar.

— Antes de começarmos, talvez eu devesse desbancar outro mito. Muitas pessoas, quando escutam a palavra "demência", pensam no fim. Talvez alguns de vocês acreditassem nisso também. Bom, estou aqui para mostrar que a demência tem um começo antes do fim, com muita vida para ser vivida pelo caminho. Não desistam de nós, porque, independentemente do estágio em que estamos, ainda temos muito a oferecer. Apenas fazemos isso de formas diferentes.

Noto as pessoas relaxando em suas cadeiras, com mais conhecimento do que quando chegaram naquela manhã. Termino meu discurso, e a sala aplaude.

No fim da aula, muitos dos meus colegas se aproximam de mim. "Agora, não sinto mais tanto receio da demência", diz um deles. "Não me sinto mais inseguro para conversar com alguém que tenha a doença", diz outro.

Saio dali, assim como os demais, como uma Defensora dos Amigos da Demência. Ainda estou aprendendo a aceitar a doença, mas pelo menos sei como explicar para as pessoas o que significa ter Alzheimer. Quando eu estiver pronta para fazer isso.

O último Post-it está amassado na minha mão, e consigo jogá-lo dentro da lixeira sob minha mesa a tempo de ouvir o primeiro dos meus colegas a chegar ao escritório depois de mim. Já faz uma hora que estou aqui, minha lixeira está lotada de bilhetes que usei para me preparar para o dia.

— Bom dia — grito para meu colega ainda com a cabeça em baixo da mesa, me certificando de que nenhum dos papéis esteja visível, para ninguém notar o que preciso fazer para manter meu emprego.

Volto ao meu lugar, o segredinho vergonhoso de seis meses escondido em algum lugar sob meus pés. Nos últimos tempos, sinto cada vez mais que tenho uma vida dupla. Existe a pessoa que mostro para todos ao meu redor, tentando imitar aquela a quem estão mais acostumados, e minha nova versão, a que está determinadíssima a esconder os erros e o tempo extra que demoro para cumprir tarefas básicas.

Enquanto o restante do escritório se dedica às aulas sobre o novo programa de escalas, os quadrados multicoloridos que ele dispõe para organizar e categorizar os turnos permanece um mistério para mim, apesar de todo tempo adicional que dedico para estudá-lo, seja em casa, seja antes do expediente quando o escritório está silencioso e minha única companhia é o zumbido da impressora. Ele simplesmente não faz sentido para mim; é um mistério. O programa será implementado daqui a algumas semanas, então sei que será impossível continuar escondendo minha confusão por muito tempo. A pior parte é que todo mundo vai saber, e então deixarei de ser a guru do escritório para me transformar na idiota que não consegue se modernizar. A cada dia que passa perco mais o controle, e a frustração me devora por dentro. A demência ainda não me tirou todo o conhecimento que tenho sobre a arte de montar escalas, mesmo que eu não consiga acompanhar o novo programa. Ainda não me tornei completamente inútil. Mas estou guardando um segredo, e a culpa bate à porta de vez em quando.

Meu plano é continuar trabalhando pelo máximo de tempo possível, embora esconder o diagnóstico esteja se tornando mais complicado. Na verdade, está se tornando mais cansativo do que o trabalho em si. Passo o tempo todo procurando por pistas que despertem minha memória sobre quem está do outro lado da linha; tenho dificuldade em me concentrar por causa da barulheira dos telefones e das conversas; desperdiço tempo refazendo várias vezes a mesma tarefa que antes levava segundos para ser concluída. Me pergunto se alguém percebe quantas vezes deixo de atender ao telefone. Ou talvez seja apenas eu que perceba como perdi a capacidade de fazer várias coisas ao mesmo tempo. Mas a verdade é que tenho medo de contar para as pessoas.

Olho ao redor e vejo o escritório se enchendo de rostos sorridentes, e percebo que não quero que a equipe passe a me encarar com pena em vez de com respeito nem que meus chefes questionem minha capacidade. Porém, no fim das contas, por mais quanto tempo vou conseguir manter essa fachada? Sei que preciso contar antes de a demência roubar minha capacidade de tomar essa decisão e se tornar óbvia. E argumento para mim mesma — como fiz nas dezenas de outras vezes em que tive o mesmo pensamento —

que trabalho em um hospital e que isso certamente deveria me dar confiança para pedir ajuda e apoio para continuar trabalhando. Principalmente quando estamos o tempo todo tentando oferecer um ambiente mais receptivo para pacientes com demência.

Volto a atenção para minha tela e abro um novo e-mail. Escrevo os nomes dos meus três gerentes no topo e começo a digitar. Não será uma conversa fácil para nenhum de nós, então, primeiro, decido contar sobre meu diagnóstico por e-mail; assim, eles poderão digerir a notícia e conversar antes de falarem diretamente comigo. Escrevo de forma sincera, porém prática, explicando com clareza tudo que ainda sou capaz de fazer, quais são as minhas dificuldades e como elas poderiam ser amenizadas, sabendo que eles desejam soluções, não problemas. Então envio. Escuto o falatório abafado da minha equipe nas salas adjacentes, é óbvio que ninguém sabe de nada. Depois, marco reuniões com cada um dos gerentes nos próximos dias antes de recostar na minha cadeira, ansiosa e aliviada por ter dado a notícia e ter pedido ajuda, e torcendo para aquilo não mudar tudo. Vou embora mais cedo, só para o caso de algum deles me surpreender e ligar imediatamente ou aparecer na porta. É pouco provável, mas não quero correr o risco.

Dois dias depois, bato à porta do meu gerente imediato para a primeira reunião. Meu coração bate tão forte que me pergunto se dá para vê-lo sob a blusa. Digo a mim mesma que ele não sabe o quanto estou nervosa; na verdade, ele parece mais hesitante do que eu quando entro e sento à sua frente.

— Admito que não entendo muito sobre demência... — começa ele.

Tento explicar o pouco que sei, os primeiros sinais, as dificuldades que tenho no trabalho.

— Quanto tempo lhe resta? — indaga.

Desta vez, é a pergunta, não a demência, que me faz perder as palavras. Faço uma pausa por um segundo, tentando me colocar no lugar dele para amenizar o golpe daquele questionamento. Sei exatamente o que ele quer saber: quanto tempo me resta antes de eu me tornar imprestável no trabalho. Vim preparada, ciente de que perguntas como essa poderiam ser feitas, mas torcendo para que não fossem.

— Talvez você pudesse me encaminhar para a saúde ocupacional? — sugiro em um tom calmo, tomando a iniciativa porque é perceptível que ele está confuso. — Não estou pronta para me aposentar. Fui diagnosticada com demência, mas isso não significa que tenha perdido minha capacidade de trabalhar. Só preciso me adaptar um pouco, e lá vão saber me orientar melhor.

Dou a sugestão de trabalhar de casa em dias alternados. Assim, terei o silêncio de que preciso para me concentrar. Ele concorda, mas parece hesitante quando saio de sua sala. Tudo que eu temia se tornou realidade: *é* inevitável ser alvo de pena. Eu a vejo em seus olhos antes de fechar a porta.

Outra batida à outra porta. Um mês se passou, e este é meu primeiro encontro com a consultora da saúde ocupacional. Não estou tão nervosa quanto na reunião com meu chefe, já que essa médica lida com casos iguais ao meu. Ela terá pensado em coisas que não cogitei e fará sugestões que me ajudarão a me sentir mais no controle e mais capaz de continuar trabalhando. Faz quatro semanas que trabalho de casa em dias alternados, e isso ajudou um pouco. Continuo lenta, porém consigo me concentrar melhor. Minha equipe simplesmente presumiu que preciso de mais tempo para me recuperar do derrame. Deixei que pensassem assim, porque ainda não estou pronta para revelar o novo diagnóstico. Com certeza não antes de ter a oportunidade de conversar com a médica de saúde ocupacional e saber quais recursos vão me oferecer para eu continuar no trabalho.

Abro a porta e a médica se vira no mesmo instante para me cumprimentar, mas meus olhos não focam em seu sorriso nem na forma pesarosa como ela inclina a cabeça. Eles miram a tela do computador às suas costas, aberta em um site que reconheço, que já integra minha aba de favoritos em casa. É o site da Alzheimer's Society, e o título da página diz: *Sintomas da demência*. A médica olha de soslaio para trás, e entende o que vejo.

— Ah... eu... — Ela fecha a tela na mesma hora, inclinando o computador um pouco para o lado, só para garantir. — Encontrei um site ótimo, cheio de informações...

— Sim — respondo. — Conheço bem essa página.

— Claro, sim.

Ela parece envergonhada enquanto sento com a minha pasta cheia de documentos, me esforçando para ignorar o desânimo dentro de mim, o pensamento dizendo que sei mais sobre o assunto do que qualquer um desses supostos profissionais.

Assim como meu chefe, a médica diz que nunca encontrou nenhum caso em que precisasse ajudar alguém a viver bem com demência.

— Que dirá *trabalhar* bem — diz ela com um sorriso amarelo.

Ela começa a folhear a papelada dela, e fico observando. Não há nada ali sobre as adaptações necessárias para o trabalho; só vejo documentos sobre aposentadoria por invalidez e pensões da previdência social. Quero gritar que não estou pronta, mas fico sentada em silêncio, me controlando até não me aguentar mais.

— Continuo gerindo bem minha equipe. Só estou com dificuldade em aprender o novo...

— Você já cogitou se aposentar por invalidez? Posso ajudar com a papelada — diz ela, lendo meu arquivo.

Todas as anotações que fiz estão abandonadas dentro da pasta. Parece que a decisão já havia sido tomada antes mesmo de eu entrar na sala. Fico olhando enquanto ela faz anotações e preenche formulários, sua caneta dando saltinhos, marcando caixas. Ela não ergue o olhar para me incluir no processo. Talvez ache que está facilitando a minha vida, tomando as decisões para que eu não precise fazer isso. Outras pessoas já tinham sugerido que eu me aposente por invalidez, mas descartei a ideia. Não estou doente — estou bem; só preciso de ajuda e conselhos. Mas é a tristeza, não a raiva, que vai tomando conta de mim.

Diante da médica, há um formulário que precisa ser preenchido com suas recomendações; eu fico observando, impotente, enquanto ela começa a escrever um trecho específico: *Incapaz de cumprir as demandas do emprego no Serviço Nacional de Saúde...*

Meu destino foi decidido.

Ainda tenho uma hipoteca para pagar, então reduzir minha carga horária nunca foi uma opção. Eu não conseguiria pagar as contas, então, como ela sugeriu, uma aposentadoria precoce é a melhor opção. Pelo menos vou conseguir amortizar uma boa parcela da hipoteca. Estou me esforçando muito para pensar no lado positivo. Só que, ao sair do consultório agarrada à cópia do formulário que ela preencheu, toda a esperança que eu tinha no sistema de saúde evapora. O sistema em si, meu chefe e até a médica de saúde ocupacional — todos me abandonaram. Eu fui mais capaz de oferecer informações para eles do que eles para mim. Mesmo trabalhando para o Serviço Nacional de Saúde, não consigo receber o tipo de apoio de que preciso. Que chance outras pessoas com demência têm? Sei que ainda tenho contribuições valiosas a fazer e não estou pronta para desistir de mim mesma. Eu trabalhei duro para chegar onde estou e não quero abrir mão de tudo. Sinto como se eu estivesse gritando e esperneando para o nada. Não estou doente. Quero ser ouvida. Estou com raiva, mas, acima de tudo, estou triste e desanimada.

De volta à minha mesa, tento ignorar o desamparo que sinto desde que conversei com meus chefes e a médica de saúde ocupacional. O escritório começa a ser preenchido pelo som da minha equipe entrando no escritório; cumprimentos chegam aos meus ouvidos, e volto a me sentir acalentada, uma confiança vai tomando o lugar das incertezas dentro de mim.

Sei que preciso dar a notícia. Todos ficarão chocados, mas sei que vão me ajudar. Nas últimas semanas, tenho pensado em como contar; um e-mail seria impessoal demais, porém simplesmente jogar a bomba em uma reunião seria muito direto. Sei que eles merecem mais do que isso. Minha equipe é formada por muitas pessoas diferentes, cada um com habilidades únicas. Existem as pessoas que oferecem um tipo de ajuda confiável e silenciosa, sem falar muito, apenas dando conta do recado, se adaptando conforme necessário, e há aquelas que perguntam tudo, determinadas a se aprofundar no conhecimento e oferecer mais. Os dois grupos são e serão muito necessários nas próximas... semanas? Meses? Quem sabe?

Ergo o olhar para a minha tela. O descanso de tela foi acionado, e três palavras surgem com letras coloridas: *Conscientização sobre demência*. Encaro a tela, observando-as indo de um lado para o outro. É comum que surjam iniciativas no escritório, com a exibição de pequenas mensagens programadas pelo pessoal de T.I. a pedido de gerentes de alto escalão do hospital para que os funcionários se concentrem em um assunto específico. O tema deste mês, por coincidência, é demência. Então me dou conta: as cartelas de bingo e outras técnicas divertidas que aprendi algumas semanas atrás, no curso dos Amigos da Demência. Sorrio. É assim que vou contar.

Uma semana depois, estou parada na sala de reuniões com oito rostos me encarando — metade da minha equipe, escolhida a dedo. Os outros estão no escritório, esperando pela própria sessão de treinamento que ocorrerá mais tarde. Eles nem imaginam por que estão aqui, apesar de eu ter escutado os sussurros pelos corredores; a maioria acha que é parte da iniciativa do hospital para aprendermos mais sobre pacientes com demência. A sala é menor do que eu gostaria, as janelas estão fechadas, e, conforme observo minha equipe, o ambiente subitamente se torna abafado, apertado, com oito corpos apertados ali dentro, já que foi feito para abrigar apenas quatro.

— Alguém pode abrir uma janela aí no fundo? — peço, falando mais alto do que os cochichos discretos das pessoas. E então começo: — Talvez vocês tenham visto o ícone de "Conscientização sobre demência" no descanso de tela nos últimos dias...

Cabeças se abaixam, alguns sussurros envergonhados. Algumas pessoas não viram o ícone. Tudo bem.

— Bom, hoje eu queria que a gente participasse de uma sessão do Amigos da Demência.

Sobre a mesa, estão as cartelas de bingo. Há palavras diferentes escritas em cada uma: *Alzheimer*; *progressivo*; *viver bem*; *memória de curto prazo*. Comecei com uma brincadeira divertida de propósito, comigo lendo as frases com as palavras-chave faltando e eles marcando as que acham relevantes em suas cartelas. Conforme progredimos, o clima fica mais leve, alguém grita "Bingo!" ao preencher uma linha, e entrego um chocolate. Há sorrisos e até risadas; era assim mesmo que eu queria que acontecesse. Prosseguimos até alguém completar a cartela toda.

— A demência não é uma parte natural da... — digo, deixando que completem o restante em silêncio.

— Bingo! — gritam todos juntos, e a sala inteira ri.

Entrego os últimos chocolates e pego minhas anotações, percebendo que minhas mãos tremem um pouco. Começo a ler.

— Talvez vocês possam pensar na memória de uma pessoa com demência como uma estante da minha altura. Uma estante barata, de produção em massa, simples. A estante está cheia de livros que contêm memórias. A prateleira mais alta, aquela que precisamos ficar na ponta dos pés para alcançar, abriga memórias mais recentes, como o que você comeu no café da manhã de hoje. Na altura dos ombros, estão os livros dos seus 50 anos, aqueles que todos estão acostumados a tirar da prateleira sempre que dá vontade, sem qualquer esforço, sempre à mão. Na altura dos joelhos, estão os livros dos 20 anos. E, aos seus pés, estão os livros da sua infância. Ter demência é como sacudir a prateleira de um lado para o outro, os livros do topo são sempre os que caem primeiro, confundindo todo o restante. Então, às vezes, a pessoa acaba pensando que suas memórias mais recentes estão mais para baixo na estante, no começo da sua vida. Talvez seja por isso que se consegue visualizar com tanta nitidez como era olhar pelas barras do seu berço, mas não consegue se lembrar do que comeu hoje de manhã.

Faço uma pausa e ergo o olhar das minhas anotações. Todo mundo está focado em mim; minha equipe presta atenção, me esperando concluir.

— Há outra parte do cérebro, uma estante diferente da primeira, que é mais sensível. Essa estante é rígida; é a estante emocional. Quando a demência tenta sacudi-la de um lado para o outro e parece que as duas versões de você, a de antes e a de depois, são placas tectônicas colidindo sob o solo, esta estante por ser mais forte, mais resistente, mantém seus livros em segurança por mais um tempo. Apesar de você poder esquecer que seus amigos ou parentes lhe fizeram uma visita recentemente, porque esse livro é arquivado na estante das memórias, os sentimentos de amor, felicidade e conforto que você sentiu na presença deles permanece. Você pode se esquecer do que fez, sobre o que conversou ou até que alguém esteve na sua casa, mas se sente seguro e feliz ao vê-los. Então, mesmo que as pessoas com demência pareçam não se lembrar, nunca deixe de visitá-las...

Paro de falar nesse ponto, engolindo em seco. Ergo o olhar para a sala; oito pares de olhos me encaram de volta.

— Estou falando isso tudo para vocês porque eu acabei de ser diagnosticada com Alzheimer. — Faço uma pausa, dando um tempo para assimilarem a notícia. — Mas sei que vocês podem me ajudar.

Quando digo isso, vejo muitos relaxarem em suas cadeiras, como se tivessem recebido uma convocação. Eles sabem tanto quanto eu que eu jamais gostaria de ser vista como vítima. Mas o silêncio paira no ar enquanto os encaro da frente da sala. Algumas pessoas baixam a cabeça, outras me lançam um olhar pesaroso, suas cabeças levemente inclinadas para o lado. Ninguém sabe como reagir. Eu entendo; eu também não sabia.

Abro um sorriso enorme.

— Deixei vocês tão chocados que ninguém está falando nada — comento. — Acho que nunca vi isso acontecer.

Peço ao primeiro grupo para não comentar sobre meu diagnóstico com ninguém, e logo depois o segundo grupo entra na sala. Repito tudo de novo, concluindo com a parte que conto sobre meu próprio diagnóstico. Mais uma vez, as reações variam e a maioria fica em silêncio. Um dos outros líderes de equipe fica mais um pouco depois de os outros saírem e me dá um abraço.

— Tudo que você falou foi muito comovente, Wendy — diz ele. — Você está bem?

Concordo com a cabeça. Mas, neste momento, sinto que o foco não deveria estar em mim.

Volto para minha mesa e envio um e-mail para toda a equipe dizendo que estou aqui para responder quaisquer perguntas que possam ter, e então vou para casa, sabendo que irão digerir a notícia melhor na minha ausência, quando poderão conversar abertamente sobre o assunto e assimilar tudo. Confio neles muito mais do que confiei nos meus chefes. Sei que vão reagir bem.

Não me decepciono. Nos dias que se seguem, a criatividade da minha equipe me empolga. Eles bolam um esquema para que cada um deles seja associado a uma cor diferente de Post-it, de forma que eu saiba de quem veio o bilhete caso deixem algum na minha mesa. Para facilitar ainda mais a identificação, eles colocam os nomes em cada cor e o grudam ao quadro branco sobre minha mesa. Alguém pensou que eu poderia ficar desnorteada se eles continuassem me ligando em horários diferentes nos dias em que trabalho de casa, então bolaram um cronograma para só me procurarem com perguntas em determinado momento do dia. Querem que eu escolha o melhor horário para isso. E há outras coisinhas: noto que param de entrarem direto na minha sala como costumavam fazer e param de pedir respostas imediatas quando vêm falar comigo; em vez disso, apenas deixam a pergunta comigo. "Para quando você tiver um tempinho...", dizem, e meu cérebro deixa de ser pressionado a encontrar rápido uma resposta. Nós até fazemos piadas sobre minha demência, as risadas sempre amenizando o desastre da situação. Alguns dias depois, vou à sala de uma pessoa para perguntar se ela terminou uma tarefa pela qual eu estava esperando.

— Hum, acho que você não me pediu para fazer isso — é a resposta envergonhada.

Os outros caem na gargalhada.

— Até parece que a Wendy ia esquecer de pedir uma coisa dessas! — diz alguém, limpando minha barra.

— Bela tentativa — respondo, rindo.

Todos nós rimos.

Há leveza, nem tudo é pesado. Continuo ciente de que o meu tempo aqui é limitado, mas eles facilitam meu dia a dia enquanto podem.

Vejo o carteiro vindo na direção do meu endereço. Seu passo animado foi se tornando mais arrastado no decorrer da semana. Observo enquanto ele tira um pacote de dentro do saco vermelho em seu carrinho e olha para a minha casa. Estou na porta antes mesmo de ele tocar a campainha. Ele estica meu pacote de livros pesados.

— Para você de novo — diz, com um suspiro.

O sorriso de alguns dias atrás, quando ele me entregou o primeiro pacote pesado, desapareceu, sem dúvida substituído pela dor nas costas. Desde que encontrei a página no site da Alzheimer's Society oferecendo panfletos e livros grátis sobre uma série de assuntos relacionados a demência, mais e mais deles chegam todos os dias. Percorri a lista inteira, marcando todos os itens na ânsia de encontrar informações — quaisquer informações — que pudessem me dizer mais. Depois que o carteiro vai embora, rasgo o envelope, lendo os títulos: *Como permanecer em casa com segurança*; *Como conversar com seus filhos sobre a doença*; e *Planejamento para o futuro*. Eu os coloco em uma pilha sobre a mesa de centro da sala; por enquanto, basta tê-los por perto. Uma tábua de salvação para dias mais sombrios.

Recentemente, comecei a escrever um blog chamado *Which Me Am I Today?* [Qual versão de mim sou hoje?]. É um espaço para colocar todas as novas informações que aprendo e, ainda mais importante, serve como uma memória, porque sei que meu cérebro apaga arquivos enquanto eu durmo todas as noites — o dia já vivido se tornando tão misterioso quanto o que está por vir.

Ainda me sinto abandonada pelos médicos que me diagnosticaram, então vasculho a internet, desejando descobrir cada vez mais coisas, para poder contar com algo além do medo, motivada a clicar em todas as páginas, a absorver tudo que posso. O único problema, logicamente, é reter essas informações novas. Olho de soslaio para os livros sobre a mesa de centro.

É a mesma coisa com todas as manchetes que vejo sobre demência desde que fui diagnosticada. Leio uma atrás da outra, meu coração se apertando diante da ideia de uma cura miraculosa que a maioria dos jornais sugere estar próxima. Comecei a tomar vitamina E porque li que isso poderia diminuir a progressão da doença. Fiz um estoque no meu armário, colocando um comprimido junto com todos os outros na caixinha diária de remédios. Mas, quando os frascos começaram a acabar, vasculhei a internet em busca de mais evidências, indo de manchetes de tabloides a pesquisas científicas, e descobri que não há muitos estudos que comprovem efeitos relevantes. Então joguei o último frasco vazio no lixo e não comprei novamente.

A maioria dos jornais diz aos leitores que um estilo de vida saudável ajuda a prevenir o Alzheimer, e penso nos meus velhos tênis de corrida no fundo do armário, me lembrando de não acreditar em tudo que leio. Agora, cada manchete faz com que eu seja tomada por uma decepção incômoda em vez da esperança que eu costumava sentir. Ainda quero, desesperadamente, uma cura. Não há nada de errado em torcer por isso, mas ficar esperando... seria como planejar uma frustração. Não é melhor viver o presente e manter o amanhã apenas em mente? Só que então penso nas minhas filhas. E se elas forem diagnosticadas com a mesma doença?

Deve haver mais alguma coisa que eu possa fazer. Meu olhar alcança outro panfleto que peguei durante minhas viagens: *O que fazer quando um potencial doador de cérebro morre*. Eu me ajeito na cadeira; não é bem isso que estou procurando. Quero fazer algo agora; não quero simplesmente ficar sentada aqui, esperando a doença se alastrar pela minha mente. Equilibro o notebook em um joelho, entro no site da Alzheimer's Society, e então encontro: *Participe*. Envio um e-mail, dizendo para quem quer que vai ler que quero participar o máximo possível, enquanto ainda posso, e enquanto digito fico com aquela sensação contínua de urgência que se instaurou dentro de mim.

Alguns dias depois, abro um e-mail que diz que a Alzheimer's Society está montando um banco de dados nacional chamado Ajude a Pesquisa sobre Demência, e perguntam se eu gostaria de ajudar com a divulgação em

Yorkshire. Pelas minhas próprias pesquisas, sei que os estudos sobre demência estão menos avançados do que os de câncer ou doenças cardíacas. E a melhor maneira de fazer mais descobertas é reunir voluntários para os estudos, sem limitá-los às pessoas que vivem com o diagnóstico, mas incluindo também familiares e cuidadores de pacientes com demência, ou simplesmente gente que só queira ajudar. Mais uma vez, penso em Gemma e Sarah, na esperança de encontrar uma cura enquanto estamos vivas, então respondo ao e-mail, explicando que estou disponível para tudo.

Na semana seguinte, estou em um trem rumo a Londres, para receber um treinamento de mídia. A ideia é que depois, com um pouco de orientação, saberei o que esperar e o que dizer quando jornalistas me entrevistarem para veículos impressos e de televisão ou rádio. O mundo passa voando pelas janelas, e me sinto grata pelos quilômetros que vão me distanciando de casa, pela oportunidade de sair pelo mundo para fazer alguma coisa e contribuir — em vez de ficar sentada à toa permitindo que a doença se espalhe não apenas pelo meu cérebro, mas também pelo de todas as outras pessoas diagnosticadas. Penso em todos que já perderam um membro do corpo ou tiveram ataques cardíacos, mas puderam contar com a ajuda dos avanços tecnológicos desenvolvidos por pesquisas. E quais recursos são oferecidos para a demência? Nós precisamos que esses mesmos cérebros brilhantes desenvolvam ferramentas para nos ajudar com nossas questões de memória, fala e cognição, para conseguirmos ter mais qualidade de vida. Para conseguirmos *viver* com Alzheimer. Eu pretendo topar absolutamente tudo o que me peçam para fazer em nome da causa.

É assim que vou parar em outro trem rumo a Londres algumas semanas depois, carregando na mochila um mapa impresso para chegar ao meu destino em St. Katharine's Dock e instruções para me locomover pelo metrô. Chego cedo, como sempre, e sento em um banco com vista para o rio Tâmisa. Pessoas e carros passam rápido, gaivotas batem as asas para acompanhar o ritmo dos rebocadores que passam, mas encontro paz na quietude do momento, uma oportunidade para cultivar silêncio interior e apenas observar o mundo ao meu redor. Em momentos de calmaria, a maioria de nós tira o celular do bolso para passar o tempo, e a arte da observação se perde a cada dia. É tão esquisito que o Alzheimer tenha me lembrado da calma que eu posso encontrar em um passeio pela rua, quando, ao mesmo tempo, tenho pressa de aproveitar ao máximo cada momento antes de ele escapar de mim. Ainda assim, diminuir o volume da barulheira do mundo, mesmo que só por alguns minutos, pode acalmar a mente e os pensamentos acelerados sobre o que está por vir.

Hoje, vou à sede da Alzheimer's Society para aprender mais sobre como participar da Rede de Pesquisa. Normalmente, só membros ativos há mais de seis meses podem participar, mas mandei um e-mail para o gerente da rede há algumas semanas explicando que não poderia esperar tanto assim para ajudar. *Se eu esperar seis meses, talvez não seja mais capaz*, escrevi. Aquela sensação de urgência bate de novo, fazendo com que eu me pergunte qual seria meu tempo de prateleira, meu "prazo de validade" indeterminado. Sei que meu tempo no trabalho está chegando ao fim, então talvez um serviço voluntário como esse preencha o vazio. Por sorte, o pessoal da Rede de Pesquisa concordou em abrir uma exceção para a regra dos seis meses.

A rede junta "monitores" com pesquisadores que conduzem novos estudos ou ensaios clínicos sobre a doença. Os monitores recebem os resultados para avaliar se o financiamento está sendo investido e alocado corretamente. Mais importante, é uma oportunidade de ser informado sobre os ensaios pelos pesquisadores em intervalos regulares. O trabalho de pesquisar deve ser solitário às vezes, então ter a oportunidade de escutá-los é uma ideia empolgante. Para mim, ser monitora é a solução perfeita, uma forma de fazer com que meu cérebro enfermo ainda se sinta útil, além de ser uma das primeiras a saber sobre as novidades das pesquisas.

Na sede, sou levada a uma sala em que o burburinho de conversas me distrai e incomoda. Pego uma xícara de chá e me sento em um canto para observar, assimilar tudo, distinguir as vozes e as conversas. As pessoas logo se aproximam para me dar oi, sem que ninguém saiba que tenho demência, lógico — para elas, posso ser uma pesquisadora ou uma cuidadora, tanto faz —, e, por um instante, me sinto grata pela doença não ter sinais visíveis. Quando a reunião começa, todo mundo se senta, e nos apresentamos um de cada vez.

— Tenho demência e estou aqui porque quero descobrir mais sobre as pesquisas — explico para a sala.

Percebo os olhares que me fitam por mais tempo do que o necessário, a pausa antes de a próxima pessoa começar a falar, a curiosidade; talvez eles, assim como eu, se esqueçam de que o Alzheimer não é algo que podemos ver.

Todos têm a sua vez. Um homem que cuida da mãe se apresenta, falando para a sala que sua mãe "tem demência *mesmo*". Ele me olha, e fico com a sensação de que está insinuando que meu caso não é real.

— Bom, a demência precisa começar de algum jeito — digo a ele. — Existe um começo, assim como um meio e um fim, e o meu caso é o de alguém no começo.

Ele me encara com uma expressão surpresa, como se nunca tivesse pensado nisso antes. Isso parece estranho para mim até eu me lembrar de que apenas cinco por cento das pessoas diagnosticadas com demência têm Alzheimer precoce, então ele realmente não esperaria me encontrar sentada à mesa ao seu lado. Lembro a mim mesma da primeira imagem que me veio à mente quando imaginei alguém com Alzheimer, e, de repente, a reação dele faz todo sentido.

Você se lembra do seu último cigarro? Quando finalmente se deu conta de que era uma questão de "agora ou nunca"? Talvez você se surpreenda ao saber que eu lembro. Como são estranhas as decisões que a mente toma, as memórias a que ela se agarra. Ainda consigo ver nitidamente aquela última nuvem de fumaça azulada e ondu-

lada subindo na sua frente, mas não me recordo de quem veio me visitar ontem. Você deve se lembrar de abrir a embalagem, sentindo uma leve resistência ao abrir a tampa, remover o papel-alumínio, tirar uma perfeita vareta branca do maço, as outras tombando sobre o espaço que ela deixou para trás.

Você começou a fumar na faculdade, de um jeito bizarro, tentando convencer outra pessoa a parar. Mas o vício grudou em você, permanecendo ano após ano. Vocês dois foram se distanciando aos poucos, descobrindo que tinham cada vez menos em comum; o ponto limite foi aquela pessoinha minúscula, a culpa que você sentia ao fumar com um bebê na casa, e então o aperto no peito que significava uma dificuldade cada vez maior de recuperar o fôlego após correr atrás de uma criança. O próximo bebê era apenas uma ideia, mas você, com certeza, seria forte o suficiente para abandonar o vício antes que outro serzinho entrasse no seu mundo. Você já tinha tentado se despedir antes, se afastando aos poucos para amenizar a dor, só que, naquela última vez, seria diferente. Um abandono mais radical do que o anterior. Você acendeu o último cigarro, tragou e viu a ponta brilhar laranja; inalou profundamente, então soltou a grande pluma de fumaça no ar. E pronto. Esse foi o fim. Você apagou esse cigarro e jogou os outros 19 fora.

O cheiro a acompanhou por muito tempo após eles irem parar no fundo da lixeira, assim como o gosto amargo no fundo da garganta, que você nunca tinha percebido antes, não até perder o amor por seus efeitos sedutores. Em questão de dias, a comida passou a ter um gosto melhor; em algumas semanas, o aperto no peito desapareceu. Você comprou um par de tênis e roupas de academia novas, e os exercícios físicos se tornaram seu novo vício, a sensação *positiva substituindo a necessidade por nicotina. Anos depois, correr se tornou sua nova obsessão; você gostava da sensação de completar uma maratona de dez quilômetros, os rostos simpáticos que ladeavam a rua para incentivá-la sendo uma companhia melhor do que a fumaça que antes tomava seus pulmões. Só que, curiosamente, você nunca se esqueceu daquele último cigarro nem do vício, e a memória permaneceu dentro de mim também. É difícil conceber agora quantas "últimas vezes" você trocaria por essa. Se nós pudéssemos escolher quais arquivos são ou não apagados, se pudéssemos trocar aquele último cigarro por outra coisa: a última corrida, o último bolo assado, o último passeio no seu amado Suzuki prata. Mas você não sabia que aquelas seriam as últimas vezes, a demência chegou sem avisar. Não como o último cigarro, aquele que marcou a mudança para um estilo de vida mais saudável, uma mudança que faria você permanecer em forma e com qualidade de vida até a terceira idade. O marco de uma decisão que você tomou por conta própria. Ninguém mais decidiu no seu lugar.*

É sábado à tarde, e estou em casa passando roupa na frente da televisão. Um filme de mistério baseado em um livro de Agatha Christie está prestes a começar, é um filme em preto e branco, cujo nome não consigo lembrar, mas sei por instinto que é um dos meus favoritos. Pego a primeira blusa na pilha, mantendo um olho no ferro, outro na televisão, como sempre fiz. Um novo personagem entra em cena, ou pelo menos acho que é um novo personagem. *Ele estava na cena anterior?* Quando consigo lembrar, ele já saiu de cena de novo. Baixo o ferro, apertando os olhos para a televisão, franzindo a testa acima dos meus óculos. *Quem é esse novo personagem? Já o vi antes?* Tem alguma coisa estranha.

Sinto a ansiedade crescer no meu peito, aumentando junto com o calor do ferro. Então me lembro dos muitos domingos perdidos sob uma pilha de roupas para passar enquanto eu desvendava o culpado do filme antes de todo mundo. Fins de semana em que Sarah ou Gemma diziam "Como você adivinhou?" quando eu descobria a resposta antes delas. Mas agora... é diferente. Não consigo acompanhar a história, há personagens demais, o enredo acontece depressa e de um jeito muito confuso. Desligo a televisão com o controle remoto e fico ali de pé, olhando a tela preta, meu reflexo embaçado me encarando de volta. Uma atividade que era relaxante perdeu a graça de repente. Isso acontece o tempo todo agora. Não consigo acompanhar histórias de seriados e filmes, me esquecendo de todas as pistas que são oferecidas pelo caminho. Estou assistindo a alguma coisa e, do nada, as perguntas surgem na minha cabeça: *Quem é esse? Da onde ele saiu? Ele já apareceu antes?* Uma dúvida segue rapidamente a outra, mas não há ninguém a quem perguntar. Então me dou conta de que os suspiros impacientes saem de mim.

É esquisito, mas percebi que consigo assistir a filmes que já vi dezenas de vezes antes, os que exigem pouca concentração, os que têm músicas que começam do nada e amenizam a narrativa, os que conheço os personagens como se fossem velhos amigos, e os cenários como se eu mesma tivesse andado por aquelas ruas. Não que eu consiga me lembrar do que acontece — o fim é sempre uma surpresa —, mas sinto certa familiaridade, uma sensação de conclusão, mesmo que não me lembre dos detalhes. Não é estressante assistir a esses filmes, é quase como a primeira vez. Talvez essa seja uma vantagem da demência. Notei que existem alguns pontos positivos, como as séries de televisão que não quero que terminem; como *The Great British Bake Off*. Quem não gosta da sensação de escapismo que ela oferece, quando pouca coisa importa além de usar as medidas corretas para preparar a massa perfeita de um pão de ló esponjoso, e o pior pecado seria um bolo molhado demais? Agora, para mim, ela não tem fim. Em vez disso, quando chego ao final da temporada, o vencedor sempre me surpreende, e então volto para o primeiro episódio, me acomodo na frente da televisão com uma xícara de chá preto e volto a conhecer os participantes pela primeira vez.

Havia uma época em que uma pilha de livros sempre ocupava minha mesa de cabeceira, a última coisa que eu ouvia à noite antes de cair no sono era o som abafado de trezentas páginas aterrissando sobre meu carpete. Mas os mesmos livros ocupam minha mesa de cabeceira nos últimos meses, os personagens presos em um enredo que não avança. Eu me pego lendo e relendo as mesmas páginas sem conseguir reter a história na minha cabeça antes de eu desistir. Foi difícil abrir mão da leitura — eu adorava mergulhar em um bom livro — e, mesmo assim, sei que devia haver uma alternativa, eu não devia precisar desistir completamente. Tudo tem que ser tão radical assim? Será mesmo que não existe um meio-termo? E então a resposta surge: posso trocar os romances longos por contos. Nunca li muitos, porém eles são mais fáceis, os personagens vivem apenas por algumas páginas e se prendem com mais firmeza à minha mente, fazendo a ansiedade de tentar lembrar o passado deles desaparecer do meu peito. Ler voltou a ser um prazer agora que encontrei um jeito de me adaptar.

Quando descubro uma forma de pensar ou algum comportamento alternativo para lidar com a doença que tomou conta do meu cérebro, tenho menos a impressão de que o mundo está se fechando ao meu redor, sentindo que novas oportunidades se abrem, que há formas de viver com a demência. Que longe de ser um final absoluto ou o começo do fim, ela pode ser apenas uma vírgula. Posso trocar romances por contos, me deliciando com as palavras na página em vez de com o enredo em si. Comecei a redescobrir o prazer dos poemas, dos livros minúsculos que eu lia quando garota. Existem perdas, mas também existem ganhos, e, por outro breve instante, percebo que uma doença progressiva pode fazer a mente focar de um jeito muito especial. Tenho pensado muito nisso ultimamente.

Outro clique na aba de pesquisa do site Ajude a Pesquisa sobre Demência, desta vez em um ensaio clínico para o qual me inscrevi. Não pensei nos efeitos colaterais quando fiz isso — afinal, o que poderia ser pior do que o Alzheimer? Então, agora, há duas moças simpáticas sentadas na minha sala, e Sarah prepara chá para todas nós na cozinha. Elas requisitaram a presença de minha filha — não entendi por que na hora —, mas, quando ela se senta conosco, o vapor das canecas serpenteando pela conversa, eu entendo. As moças estão aqui para explicar o ensaio. Ele se chama MADE: Minociclina para a doença de Alzheimer, em inglês.

— O ensaio quer determinar se a minociclina funciona melhor do que o placebo para conter o avanço da doença em um período de dois anos em pacientes com Alzheimer muito precoce — explica uma das moças para Sarah. Ela concorda com a cabeça, mas percebo o olhar que trocamos. — Os pesquisadores vão avaliar se o medicamento tem eficácia na redução do declínio de capacidades cognitivas e funcionais.

Sarah se remexe na cadeira e olha para mim enquanto a mulher continua explicando para ela que a minociclina costuma ser usada em tratamentos para acne, mas estudos mostram que seus efeitos anti-inflamatórios podem ajudar em casos de Alzheimer, porque ela tem a capacidade de cruzar a barreira hematoencefálica.

— Agora, vamos dar uma olhada na documentação — diz a segunda moça, ajeitando a papelada em seu colo.

Noto que todos os formulários que precisam ser preenchidos estão no nome do "cuidador", e então cai a ficha do por que Sarah está aqui. Eu me empertigo um pouco na minha cadeira, querendo ser vista, compreendendo que talvez elas não saibam que ainda sou capaz de decidir por conta própria se quero ou não participar do ensaio. Mais um exemplo de como profissionais da saúde ignoram a pessoa sentada à sua frente, desmerecendo-a como se fosse apenas uma "vítima", dispensando-a junto com o diagnóstico. Mas estou determinada a ser ouvida. Então faço perguntas, muitas perguntas, usando este cérebro que funciona tão bem nos dias bons, decidida a mostrar para elas por que quis participar da pesquisa: para entender mais sobre a doença, para me fortalecer. Quanto mais falo, mais controle recupero. Explico a elas que Sarah está aqui como minha filha, não como minha cuidadora, porque moro sozinha. As duas parecem devidamente envergonhadas e pedem desculpas. Então começam a olhar para mim quando falam. No mesmo instante, passo a gostar bem mais das duas moças. Elas explicam que existem três opções no ensaio de três anos: a dose de quatrocentos miligramas, a dose de duzentos, ou o placebo.

— Não quero o placebo — brinco, sabendo que não posso escolher.

Não é por isso que quero participar: estou torcendo para o ensaio mostrar que os medicamentos funcionam. Assino os formulários, combinamos que elas nunca mais vão se referir a Sarah como minha cuidadora, e então as duas vão embora.

Três semanas depois, os medicamentos chegam junto com Lisa, a gestora da pesquisa. Ela coloca as embalagens dos comprimidos para os três primeiros meses do ensaio sobre a mesa da cozinha. Por algum motivo, as embalagens são enormes, e minhas mãos parecem minúsculas quando as seguro e as viro para ler o verso delas. Ao longo das próximas semanas, tomo os comprimidos todos os dias, primeiro obcecada em notar se minha mente parece mais atenta, se minha memória se torna mais aguçada. Só descobrirei se estou tomando o placebo daqui a dois anos, porém algo a mais me preenche junto com o medicamento, uma sementinha que irá crescer, uma curiosidade sobre a pesquisa e um interesse em aprender mais e mais sobre a doença. Então ela começa a germinar um novo sentimento, uma sensação de propósito, de esperança, de voltar a ser valorizada, de recuperar um pouco daquilo que a demência tirou de mim.

O ônibus corre. Ruas e carros e pessoas passam voando pelas janelas. E não consigo escutar nada além do meu coração, batendo disparadamente. Tento de novo.

— Pode parar aqui? — pergunto.

— Não. A próxima parada fica a três quilômetros.

Lá está ela. A ansiedade que só aumenta.

Passei a andar mais de ônibus desde que recebi meu cartão de gratuidade, uma vantagem do Alzheimer, mas às vezes me confundo com os números na frente deles. Penso que aquele é o número que quero, então me vejo seguindo na direção oposta ao meu destino. Salto, balanço a cabeça, me pergunto como me confundi. Os ônibus nem sempre param no mesmo ponto. Então, como hoje, aperto o sinal quando percebo que estou no caminho errado.

— Mas preciso saltar — digo para o motorista.

Não consigo esconder o pânico na minha voz, e minha mente já está apressada tentando entender o que aconteceu, tentando pensar rápido o suficiente. Para onde o ônibus está indo? Três quilômetros é muito longe? Onde precisarei saltar? Como vou voltar? Estou parada no corredor do ônibus, meus pedidos para o motorista parar sendo ignorados. Sinto todos os buracos na estrada. Sou sacolejada enquanto meus pés tentam permanecer firmes. Então noto um rapaz tentando chamar minha atenção com um sorriso simpático. Ele se levanta e vem até mim.

— A senhora está bem? — pergunta ele.

— Não sei — respondo. — Perdi meu ponto. Não sei como voltar. Tenho Alzheimer. Às vezes, me confundo com o número nos ônibus.

— Não precisa se preocupar — diz ele. — Vou mostrar onde a senhora pode pegar o ônibus de volta.

Ele é tranquilizador, calmo. Confio nele. Me sento, e o aperto dentro de mim se ameniza um pouco. Mas minha mente continua girando, e ainda tento entender onde estou e como voltar. Quando o ônibus finalmente para, o motorista grita para mim: "Você devia prestar mais atenção da próxima vez!"

Me sinto boba, confusa — e também triste. Sei que York está tentando se tornar mais acessível para pessoas com demência. A maioria dos motoristas de ônibus é incrível; talvez este estivesse de folga no dia em que deram o treinamento sobre demência. O rapaz me mostra o ponto em que posso pegar um ônibus de volta. Agradeço a ele.

— Espero conseguir pegar o ônibus certo agora — digo.

— Espero que a senhora consiga o motorista certo agora — responde ele, acenando para mim.

Estou nervosa ao entrar no auditório da palestra — o salão parece enorme, o teto é alto. Não há janelas e a iluminação é fraca. Dezenas de vozes reverberam no ambiente, um mar de novos rostos. Uma lembrança distante diz que minha antiga versão entraria com um ar confiante. Noto a presença de Sarah ao meu lado; sua professora de enfermagem também veio para nos oferecer apoio. Esta é a minha primeira conferência sobre demência, parte do Festival Mulheres do Mundo (WOW, na sigla em inglês) em York, e também a primeira vez que me encontro cara a cara com outras mulheres com demência. Observo o salão. Deve haver oitenta pessoas aqui dentro, e apenas seis têm demência. Tento descobrir quais são, analisando seus rostos, suas roupas, antes de me dar conta de que isso é ridículo. *Eu* pareço ter demência? Alguma de nós parece? Não é uma doença que fique estampada em nossa testa; é uma deficiência invisível.

Uma das organizadoras se aproxima e se apresenta. Eu me sinto instantaneamente mais relaxada enquanto ela nos leva até nossas cadeiras na frente. Peço a Sarah para me sentar na ponta da fileira, para não me sentir presa. Mas tem outra coisa, além da estranheza do ambiente, que faz meu estômago revirar — é a sensação de compartilhar, de falar. Olho para todos os rostos desconhecidos ao meu redor, para a imensidão do espaço, e me pergunto se estou mesmo pronta para me abrir sobre minha vida com a demência, não sei o quanto esperam que eu compartilhe. Nunca fui de falar muito, sempre preferi escutar. O punhado de bons amigos que tive ao longo da vida sempre puderam sentar comigo e passar horas falando sobre seus problemas, sabendo que eu os escutaria, que jamais repetiria uma palavra, mas eu, por minha vez, raramente desabafava. A ideia de me abrir para toda essa gente é assustadora.

As luzes diminuem, e uma série de especialistas sobe ao palco. Não entendo boa parte do que é discutido, então me concentro nos meus arredores e relaxo na cadeira. Estar aqui já é o suficiente — não preciso me preocupar em acompanhar o que dizem. Então a próxima palestrante é anunciada, e recupero o foco. É Agnes Houston, que foi diagnosticada com demência precoce em 2006. Eu me ajeito na cadeira enquanto ela fala, com muita eloquência, sobre sua experiência. Ela recebeu o diagnostico há dez anos e continua tão composta, tão articulada, que meu coração se enche de esperança. Quando sai do palco, bato palmas mais alto e com mais entusiasmo do que qualquer outra pessoa presente; ela me inspirou. Agora, fico atenta. A próxima palestrante fala sobre nos livrarmos dos caixas de autoatendimento nos mercados. Quero interromper, dizer que gosto deles, que me dão tempo para passar as compras no meu ritmo, sem me apressar. Qual é a etiqueta aqui? Hesito, e então o momento passa, minha versão interior me decepcionando, nervosa demais para fazer minha voz ser ouvida. Suspiro, murchando, sabendo que Agnes jamais permaneceria calada.

Cerca de uma hora depois, nós seis com demência somos convidadas até uma sala para uma mesa-redonda. O espaço é bem mais bonito, com janelas e vista para os jardins da faculdade e seus gramados perfeitamente verdes. Nós nos apresentamos. Somos mulheres com todo tipo de experiência: médicas, acadêmicas, pessoas iguais a mim. Todas as histórias são diferentes, embora meu diagnóstico seja o mais recente. Algumas delas foram diagnosticadas há dez ou até 15 anos, mas aqui estão, sentadas à mesma mesa que eu, falando com eloquência sobre suas vidas e suas dificuldades. Nós também rimos, especialmente quando descrevemos os mesmos desafios, sem a necessidade de explicar *de verdade* como nos sentimos, precisando apenas de uma breve descrição para nos entendermos. Concordamos que, se um pensamento surgir em nossa cabeça, podemos compartilhá-lo imediatamente em vez de arriscar perdê-lo — todas nós sabemos como é essa sensação —, e então damos mais gargalhadas. Quanto mais falamos, mais a esperança aumenta dentro de mim, pensando que ainda poderei ser como elas daqui a dez ou 15 anos. Estou determinada a compartilhar mais, a ver cabeças concordando comigo, a saber que mais alguém me entende.

Em determinado momento, começamos a falar sobre o papel do governo em oferecer auxílios, e uma das mulheres comenta que Margaret Thatcher deveria ajudar mais. Algumas de nós trocam olhares — David Cameron é o primeiro-ministro há cinco anos —, mas ninguém a corrige. Que diferença faz? Nós entendemos o que ela quis dizer. Então seguimos com a conversa, despreocupadas, parecendo mais parte de uma família do que estranhas que acabaram de se conhecer. Há histórias sobre perda e abandono, sobre pessoas que não nos entendem, porém, no geral, nós rimos. A demência não está vencendo naquela sala — nós estamos. Quando saímos para almoçar, me sinto mais empoderada do que em muitos meses.

Você nunca foi uma pessoa acadêmica; esportes sempre foram mais a sua praia. Na escola, você era capitã de todos os times — tênis, hóquei, netball -—, esse parecia ser seu único talento, o que a deixava determinada a ser a melhor. Você gostava do desafio. Algumas coisas nunca mudam.

Como não era inteligente o suficiente para estudar algo mais convencional — ou pelo menos foi o que lhe disseram —, te aconselharam a estudar Educação Física. No começo, você adorou apenas porque amava esportes, mas, com a distância de casa, foi necessário trocar sua família por amigos, e algo não encaixava. Você não gostava das festas, tinha dificuldade em se entrosar, e isso a destacava como alguém diferente — só um pouco, mas às vezes é o suficiente. Sempre vão existir garotas dizendo coisas horríveis sobre você, que irão te excluir se puderem; mas como nunca tinha vivenciado isso antes, você não aguentou. Largou a faculdade e passou muito tempo encarando as outras pessoas como suas ini-

migas. Se você ficasse sozinha, não teria como ser magoada; essa era sua lógica na época. Mas você ainda era jovem, estava na adolescência. É de surpreender que tenha parado de se abrir? Que tenha se tornado uma pessoa fechada que nunca desabafava com os outros, nunca falava sobre os próprios sentimentos? Alguém tão diferente de mim?

Uma sala diferente, uma conversa diferente. É a segunda parte do Festival WOW, e, desta vez, há apenas duas pessoas com demência à mesa, contando comigo; o restante são profissionais da saúde: professores universitários, pesquisadores, especialistas. Me sinto menos confiante agora. Sarah senta ao meu lado. Ela participa do "banco" de enfermagem, fazendo turnos em diferentes casas de repouso, fazendo anotações sobre os melhores e os piores aspectos delas. Nós brincamos que ela está avaliando todos para o momento em que eu precisar ser internada, mas, sentada aqui à esta mesa, essa possibilidade parece muito real. Ela conta suas observações para o grupo. Fico orgulhosa ao ouvi-la falar. É nítido quanto ela se importa, e sei que é em parte por minha causa. Mas meu estômago está embrulhado, piorando toda vez que alguém menciona descuidos no atendimento, a falta de opções e até abusos em casas de repouso. *Meu futuro será assim mesmo?* Eu me sinto assustada, frágil, impotente. Fico escutando, sendo dominada por pensamentos ruins. E penso em como a discussão daquela manhã com outras mulheres com demência foi diferente, como nos sentimos fortes e empoderadas, apesar da doença. Aqui, por outro lado, ficamos em silêncio, o debate perpetuado pela mesa nos conduzindo ao fim da vida, indefesas e desprotegidas, em um tipo de esteira automática que apenas vai passando pelas paradas que a sociedade nos obriga a fazer antes de sermos jogadas no fim da estrada. E então a outra moça com demência se pronuncia.

— Bom, eu já fiz minha reserva na Dignitas — diz ela. — Quando eu não conseguir mais cuidar de mim mesma, não vou confiar em uma casa de repouso que pode cuidar mal de mim. Então, na hora certa, vou para a Suíça, terminar minha vida na clínica de eutanásia.

O restante da sala afunda em silêncio. Eu me pego concordando com a cabeça, mas então olho de soslaio para Sarah; que está com a cabeça baixa. A culpa queima dentro de mim só de pensar que ela me viu concordando, mas não posso negar que essa foi a declaração mais empoderadora que ouvi o dia inteiro. Quando se trata de qualquer doença degenerativa, a falta de controle é sempre a pior parte. No meu caso, se eu conseguir encontrar uma forma de viver com a demência, não deveria poder encontrar uma maneira de morrer com ela também? Essa não era uma conversa que pensei que eu teria comigo mesma hoje. Durante a manhã, nós seis conversamos sobre o que *conseguíamos* fazer, mas as decisões parecem ter sido tomadas de nossas mãos agora à tarde — a menos que as recuperemos, como a mulher que insiste que vai para a Dignitas. Eu a admiro por já ter tomado essa decisão, especialmente quando saio da sala arrastando os pés, me sentindo tão desanimada, frustrada, desconectada e desesperada sobre meu próprio futuro.

Nos dias seguintes, a conversa sobre eutanásia fica voltando ao meu cérebro. Nunca tinha cogitado essa possibilidade de verdade e, ainda assim, concordei imediatamente com a decisão daquela mulher. Eu vi meus dois pais morrerem de câncer, e enquanto testemunhava seu sofrimento, foi natural desejar ter uma forma de acabar com aquela dor. Mas eu nunca tinha pensado em algo assim para mim. Eu admirava a convicção daquela mulher, sua determinação em terminar sua vida na Suíça, do jeito dela. Mas eu jamais conseguiria fazer isso. Jamais poderia pedir às minhas meninas para irem comigo, porque pensar nelas voltando sozinhas é suficiente para partir meu coração. E também, é a ilegalidade da eutanásia que me deixa frustrada, o fato de que mais uma decisão foi tirada das minhas mãos — desta vez, pelas leis do país. É quando penso nessas coisas, quando sinto que não estou no controle ou que não tenho direitos, que começo a ficar em pânico. Quando todas as possibilidades, todos os *quando, como e onde* me dominam e engolem minhas palavras; quando as lágrimas ardem no fundo dos meus olhos; quando me sinto assustada. O que vai acontecer comigo quando eu cruzar a linha para me tornar uma pessoa que não conheço? Não vou perceber? Não vou nem reconhecer o sofrimento estampado nos dois rostos mais importantes para mim — Sarah e Gemma? A eutanásia nos pouparia disso tudo.

O vento sopra meu cabelo, o chão se mexe sob mim. Olho para a direita, para o rio correndo ao meu lado, para os rostos que passam rápido pelo caminho indo na direção oposta. Nós nos cumprimentamos, cambaleio um pouco, mas me sinto livre, independente, mais como eu mesma. A sensação é parecida com a de voltar a correr, só que não são meus pés que encostam no pavimento, mas as rodas da minha nova bicicleta cor-de-rosa. Sair de casa, sentir o ar fresco, me transporta para um lugar onde a demência não existe, só há o espaço ao meu redor e o imenso céu acima de mim.

Eu tinha saído para caminhar ao sol com Sarah quando vimos as placas que anunciavam um festival de bicicletas em Rowntree Park. Fomos ladeando o rio até o parque e encontramos um círculo de tendas coloridas vendendo bicicletas. Ficamos vagando por elas sem a intenção de comprar nada, e então eu a vi, aquela bicicleta rosa-choque apoiada no suporte, com uma cesta de vime vintage presa à frente, com o selim e o apoio para as mãos no guidão forrados de couro marrom. Era perfeita.

— Tem certeza? — Sarah havia perguntado, mas, antes mesmo dela me questionar, eu já tinha pagado ao homem e até escolhido um sininho e um capacete cor-de-rosa para combinar.

Eu nem gostava tanto assim de rosa, mas sabia que aquela cor chamativa jamais permitiria que eu a perdesse ou me esquecesse de qual era a minha.

Hoje é a primeira vez que ando com ela. Comecei um pouco bamba, mas bastaram alguns minutos pela estrada para eu encontrar o ritmo da bicicleta e me entender com os freios. Conforme o mundo passa correndo por mim, penso em como foi doloroso abrir mão da minha carteira de motorista, mas isto ameniza um pouco a dor, e vou ganhando confiança conforme pedalo. Penso em como dirigir se tornou impossível, a velocidade do carro não me dá tempo suficiente para reagir, para entender o que precisa ser feito antes de um cruzamento, mas esta bicicleta anda devagar, dando mais tempo para meu cérebro acompanhar o que está acontecendo. Vejo o cruzamento se aproximando e aperto o freio. Tudo está indo bem. Viro para a direita, e então algo acontece, uma desconexão. Quando dou por mim, estou no chão, o cascalho ralando minha pele, uma ardência, uma desorientação momentânea. Estou encolhida, ferida e confusa. *Como isso aconteceu?* Eu me levanto, tiro a bicicleta do meio da rua e olho ao redor. Por sorte, está tudo tranquilo; não há carros. Sei que tive sorte. Volto mancando para casa, empurrando a bicicleta ao meu lado, remoendo o que aconteceu. Devia haver um buraco na rua, algo que fez a roda prender e me desequilibrar.

Alguns dias depois, sei que preciso tentar de novo. Desta vez, estou mais hesitante, porém basta eu sentir a brisa no meu rosto, enquanto vejo o mundo passando rápido por mim, para minha confiança voltar. O problema estava em alguma coisa na rua, *só pode*. O mesmo cruzamento se aproxima. Analiso o asfalto, mas não vejo nada. Viro para a direita e a mesma coisa acontece, uma desconexão em algum lugar, uma ligação cruzada. Saio da rua. De novo, tenho sorte. Por que meu cérebro não me deixa virar para a direita? Não é só com o carro, mas com a bicicleta também. Olho para minha nova bicicleta cor-de-rosa, a pintura perfeita agora arranhada pelas duas quedas, e sinto um aperto no peito. Deve existir alguma forma de enganar a doença aqui, de manter a liberdade.

Minha bicicleta fica imóvel por dias enquanto penso no assunto, e então a solução surge: uma rota de ida e volta para casa até as lojas, em que só preciso virar para a esquerda. Posso fazer isso em um grande círculo. Coloco o capacete e seguro o guidão da bicicleta, empurrando-a até a rua e subindo nela. Quando passo a perna por cima do selim, aquela hesitação momentânea aparece, uma ansiedade que tenta se firmar dentro de mim, mas a ignoro, sabendo que se eu começar a prestar atenção no medo, ficarei empacada pelo resto da vida. Depois de me impulsionar do chão, lá vou eu, com aquela mesma sensação de leveza aos meus ouvidos, o mundo passando tranquilamente por mim, os sorrisos, os cumprimentos dos meus colegas ciclistas, os acenos de cabeça em admiração pela cor escandalosa da minha bicicleta. A primeira curva para a esquerda se aproxima — fácil. A segunda, a terceira, todas são executadas. Alcanço as lojas e viro à esquerda para completar meu círculo, seguindo de volta para casa. Quando chego, meu coração está disparado, pulsando nas têmporas, não com ansiedade, mas em triunfo. Salto da bicicleta e a apoio na parede.

Haverá outros passeios; haverá a vez em que colocarei uma roseira e dois sacos de adubo na cesta, voltando me equilibrando até em casa, torcendo para Gemma e Sarah não me virem e me darem uma bronca. Haverá mais ar livre, mais liberdade, independência. E todas os caminhos que farei com um sorriso estampado no rosto, sabendo que driblei o Alzheimer de novo.

Eu entro na rua, o mapa amassado em uma mão. Olho de um lado para o outro. Tudo parece igual. Mas nenhuma placa, pelo menos não a que estou buscando. O ar infla meus pulmões, e minha garganta entala como resposta. *Respire fundo*, digo para mim mesma. Caminho mais devagar desta vez, indo do fim até o começo da rua. Continuo sem encontrar o café. Verifico o panfleto de novo. Naquela manhã, eu estava empolgada ao sair de casa para encontrar com esse grupo de apoio a pessoas com demência, empolgada e um pouco apreensiva, especialmente diante da ideia de chegar sozinha. Eu tinha fechado minha parca azul-escura antes de sair de casa, passando o zíper por cima do meu estômago embrulhado e puxando o gorro forrado para me proteger do frio. Cheguei aqui, reunindo coragem para entrar sem ninguém ao meu lado, e então estou perdida. Olho de novo para o panfleto, para o mapa, depois para a placa da rua, para os números; eles parecem terminar no 25. Não pode estar certo. Volto novamente pela rua, passando por construções altas convertidas em prédios cheios de apartamentos e por residências enormes da era georgiana escondidas atrás de grades de ferro preto, mas não vejo nenhum café. Chego ao começo da rua e então me ocorre que há um cruzamento. Atravesso, e, sim, é a mesma rua, e encontro a placa ao erguer o olhar. O alívio se expande dentro dos meus pulmões, porém agora minhas mãos estão suadas e me sinto boba por não ter conseguido encontrar o endereço com mais facilidade. Quando entro, estou agitada e nervosa, mas sou recepcionada pelo rosto sorridente de uma mulher.

— Eu sou a Emily — diz ela, esticando uma mão e me apresentando aos outros.

Levo alguns instantes para guardar o mapa e explicar que fiquei confusa e me perdi, então me deparo com todos os rostos me encarando sem julgamentos nem críticas e me lembro de que estou em um ambiente seguro. Eles me entendem — mesmo que eu tenha me confundido por causa da configuração esquisita da rua, não pela demência.

Sento à mesa, e um cara chamado Damian me serve uma xícara de chá. Ele trabalhava na Alzheimer's Society, Emily era enfermeira especialista em saúde mental, e os dois organizaram o grupo porque identificaram uma carência no apoio a pessoas com demência em York. Cada gole do chá quente que desce pela minha garganta me relaxa ainda mais. Tiro o casaco e olho ao redor da mesa. Há poucos de nós, e com certeza sou a mais nova. Os outros têm entre 60 e 80 anos, e uma senhora em específico parece muito quieta. Ela olha para baixo, ouvindo, mas permanecendo em silêncio. Decido que hoje também vou apenas ouvir, só que, quando as pessoas começam a falar, sinto o mesmo acalento que senti no Festival WOW. Uma sensação de estar em família, com aqueles que *realmente* sabem como é viver com este novo cérebro ao qual ainda estou me acostumando. Porém há algo mais: Damian e Emily não querem que a gente simplesmente bata papo sobre como é ter demência; o objetivo é ajudar a tornar a cidade um lugar mais acessível para quem tem a doença.

— O conselho municipal quer montar um novo mapa de York para turistas — explica Damian, distribuindo cópias do novo material proposto. — Eles querem saber se vocês têm algumas sugestões sobre como podemos torná-lo mais útil para alguém com demência conseguir se localizar.

Meu corpo curvado, inseguro, se remexe na cadeira. Pego o papel e olho com atenção.

— Seria bom ter algumas fotos — sugere alguém. — Para ajudar as pessoas a identificarem onde estão.

Concordo com a cabeça.

— E placas de "Você está aqui" — diz outra pessoa.
Concordo novamente com a cabeça.
— Sim, com certeza — digo.
A ideia de só escutar foi por água abaixo. Mas é tão bom ser ouvida.

Passamos as próximas 2 horas assim, com Damian ou Emily pedindo nossas opiniões sobre várias coisas. Se um de nós se engana ou fica confuso, não há julgamentos. Nós conseguimos relaxar e falar, e somos ouvidos. Nos sentimos reconhecidos — todos nós àquela mesa. Quando chega a hora de ir embora, tenho a sensação de que um mês é tempo demais para esperar até o próximo encontro. Sorrio e me despeço de todos os novos amigos que fiz, e a senhora que não falou durante todo o encontro sorri de volta.

Caminho para casa pelas ruas de paralelepípedos de York, passando por cafeterias minúsculas que servem bolinhos e geleia para turistas, feliz por termos conseguido ajudar com alguma coisa. E também há outra sensação durante o caminho, a satisfação pelo medo não ter me vencido, por eu não ter desistido só porque não consegui encontrar o café de imediato nem porque estava com receio de chegar sozinha. Sei que preciso me impulsionar a fazer as coisas, a continuar com os trabalhos voluntários, a dizer sim para tudo, a conhecer pessoas novas. Quem sabe o que me espera se eu for corajosa o suficiente.

Perdi o dia de ontem. Não sei o que aconteceu com ele. As pessoas costumam me perguntar como é ter demência em um dia ruim, mas é difícil lembrar; é como se eu não estivesse lá. Talvez eu não queira reconhecer os dias em que o Alzheimer vence, quando vou para a cama e me cubro até as orelhas com o edredom porque nada no mundo exterior faz sentido. É como ficar oscilando entre estar ou não consciente: em um momento, o mundo está em foco e sei exatamente o que estou fazendo; no outro, ele não significa absolutamente nada e não consigo nem explicar o que acabei de fazer. Nesses dias, consigo *sentir* a doença na minha cabeça, como se ela estivesse devorando tudo que há de bom lá dentro, dominando mais células cerebrais para sua missão monstruosa, roubando memória atrás de memória. Nesses dias, minha cabeça parece enevoada e inflamada, como se não pertencesse a mim — e não pertence, ela foi entregue à doença. Uma vez, ouvi uma analogia em um encontro dos Amigos da Demência: a doença é como quando tiramos os pisca-piscas de Natal da caixa todo ano; você desenrola e desembola o fio, coloca-o na tomada para verificar se está tudo funcionando, e algumas lâmpadas começam a piscar, enquanto outras nem acendem, só que você não consegue prever quais estarão quebradas nem em que ponto pode haver um problema de conexão no fio, ou quando ele irá acontecer.

Nos dias ruins, tudo fica embaçado, parecido com a imagem na tela da televisão quando o sinal começa a cair, e não conseguimos entender. Uma névoa chega, a confusão reina, não há clareza desde o instante em que abro os olhos. *Onde estou?* Minha própria caligrafia no bloco de papel ao lado da cama é um mistério, as palavras escritas por uma desconhecida que desapareceu enquanto eu dormia. Nesses dias, há pouca informação no meu cérebro capaz de ajudar; é como se ele tivesse sido esvaziado no meio da madrugada, nos meus sonhos, reiniciado e restaurado nos padrões de fábrica. Todo dia, alarmes no iPad e no celular me lembram de tomar meus remédios. Uma tarefa simples, algo que faço todo santo dia, duas vezes por dia, na verdade, e, ainda assim, nos dias ruins, o alarme toca e sinto como se eu o estivesse escutando pela primeira vez. Toda vez. Sem alarme, a tarefa não existe. Nesses dias, me sinto como um colar muito fino embolado. Passo horas sentada ali, tentando desfazer o emaranhado. Fazendo meu cérebro funcionar para me dizer as coisas mais simples. *Que dia é hoje? Programei algum lembrete no celular? As roupas que separei me dão alguma pista?* Se eu estiver me sentindo calma, consigo pacientemente desembolar o colar, entendendo aos poucos a realidade do dia, ou simplesmente esperando a névoa passar. Porém, se o pânico entala minha garganta, se toma meu coração, fazendo-o bater com mais força, mais rápido e mais alto, se eu ceder a ele, fico impaciente com o colar embolado e preciso reunir todas as minhas forças para, metaforicamente, não arremessá-lo no chão, espalhando meus pensamentos.

    O segredo é despertar pensamentos tranquilos, esperar e olhar para tudo que possa me distrair da névoa: as fotos no meu quarto da memória, um rosto sorridente, uma colina, um lago, uma filha.

Não se trata apenas daquilo que não consigo ver ou entender, mas também do que *consigo* ver. O que acredito ser real, mas não passa de uma ilusão criada pelo meu cérebro para me enganar em dias como esse. Em uma manhã, desci do quarto e olhei para o quintal nos fundos da casa. Meu barracão havia desaparecido; em seu lugar, restava um vazio, apenas uma base de concreto. A única coisa que via era um tapete pendurado na cerca. *Talvez os ladrões o tivessem usado para retirar o barracão do quintal*, tentou explicar meu cérebro racional. Mas então outro pensamento veio, mais lógico que o primeiro: *Barracões não desaparecem — não é?*

Eu podia ter entrado em pânico. Podia ter ligado para a polícia e dado queixa do crime. Mas, em vez disso, olhei com mais atenção, me perguntando se minha mente estava pregando peças em mim. Resolvi dizer a mim mesma que eu voltaria em meia hora; se o barracão continuasse desaparecido, eu saberia que aquilo realmente tinha acontecido. Mais tarde, o barracão estava lá, como seria de se esperar. Só que esse tipo de coisa acontece com frequência. Há sons também. Já aconteceu de eu estar sentada na sala, relaxando em minha poltrona, e o som de um tiro me dar um susto. Sento imediatamente, sentindo um frio percorrer minha espinha, meu coração disparando. Mas, quando olho pela janela em busca de pessoas correndo, de uma rua cheia de corpos, vejo que nada está acontecendo lá fora, só há pessoas seguindo com suas vidas. O tiro foi apenas um curto-circuito temporário da minha cabeça. Assim como as batidas à porta quando não há ninguém do outro lado.

Aprendi a ficar sentada em silêncio nesses dias ruins. Observo os pássaros que vêm tomar café da manhã no meu quintal. A previsibilidade deles me traz normalidade nesses momentos confusos. Nem sempre posso contar com aquilo que estou vendo ou escutando. As coisas que vejo nem sempre estão lá; as coisas que escuto nem sempre têm aquele som. Não entro em pânico, apenas espero; vai ficar tudo bem. A lógica precisa vencer o dia.

A única coisa de que me lembro dos dias ruins é que digo a mim mesma que o dia de amanhã será melhor. Não sou eu: é essa doença cruel que invade minha cabeça. Pelo menos ainda consigo distinguir os dias ruins dos bons. Eu acordo e me pergunto: *Qual versão de mim sou hoje?* Pelo menos, ainda consigo diferenciá-las, e me sinto grata por isso.

Estou de volta a Tanner Row para o encontro do grupo de apoio e, desta vez, encontro o café com facilidade; a versão de mim que esteve aqui da última vez circulou o lugar certo de caneta no mapa. Não há medo nem hesitação quando chego nesta manhã; talvez eu não me lembre dos rostos ao redor da mesa, mas lembro que me senti muito tranquila perto deles. Agora, decidimos que queremos bolar um nome legal para o nosso grupo, na esperança de atrair novos participantes. Muitos de nós oferecem ideias — as pessoas de sempre, aquelas que sempre falam alguma coisa, o grupo no qual agora me incluo. Descobri que dizer "sim" faz bem para esta nova versão de mim; participar de algo, ajudar a tomar decisões, oferecer opiniões, me traz uma sensação boa. Já tivemos um outro encontro entre este e o primeiro, mas a senhora que notei antes, a que fica sentada em silêncio, observando suas mãos, não deu um pio. Ela está aqui hoje; talvez também goste da sensação de ser incluída. Consigo entender.

Nós oferecemos sugestões de todos os lados da mesa, fazendo um brainstorming, debatendo, e então ouço uma voz baixa falar. Todos erguemos o olhar.

— Que tal Minds and Voices? — diz a senhora que costuma ficar em silêncio.

— Gostei — digo, e seu rosto é tomado pelo orgulho.

Reconheço nela um sentimento de conquista, seu coração sendo preenchido pela sensação de voltar a ser relevante; ela cresce na cadeira diante de mim.

Em uma decisão unânime, batizamos o grupo de York Minds and Voices [Mentes e Vozes de York] e criamos um slogan: "Abrindo mentes e seguindo em frente." Isso resume perfeitamente nosso objetivo.

Entre mim e o desconhecido sentado à minha mesa de jantar está uma pequena câmera preta. Jim, um jornalista da BBC, já me explicou várias vezes como usá-la, apesar de Sarah estar aqui representando minha memória. Anotei tudo que ele disse e sei que devo ter feito as mesmas perguntas várias vezes, mas ele é paciente e bem-humorado. O repórter me traz tranquilidade, e o objeto preto entre nós não é mais tão assustador quanto era ao ser posto sobre a mesa, cheio de cabos e botões. Enquanto anoto de novo onde fica o botão de ligar e desligar — determinada a me lembrar de tudo sozinha —, Sarah faz perguntas complicadas sobre zooms e edições e coisas meio Spielberg.

Quando há uma pausa entre os dois, levanto a cabeça.

— Hum, você pode me mostrar de novo como ligar e desligar? — pergunto.

É janeiro de 2015, e Jim está aqui porque o filme hollywoodiano *Para sempre Alice*, com Julianne Moore interpretando uma mulher diagnosticada com Alzheimer precoce, está prestes a ser lançado nos cinemas. O programa de Victoria Derbyshire na BBC quer fazer um curta para exibir junto com o lançamento e entregou câmeras a três pessoas que vivem com demência para gravarmos momentos da nossa rotina ao longo de um mês.

Há muitos dias em que recebo e-mails da Alzheimer's Society perguntando se eu teria interesse em participar de alguma entrevista. Aceito tudo enquanto ainda posso. Não sei por quanto tempo poderei tirar vantagem dessas novas experiências, então me agarro a todas elas, até as que me dão medo — *especialmente* as que me dão medo. Foi assim que me colocaram em contato com Jim. Meu trabalho no curta é representar a parte inicial da doença; Keith Oliver mostrará a fase intermediária; e um homem chamado Christopher Devas representará o estágio avançado, com sua esposa, Veronica, filmando tudo por ele.

Quando Jim vai embora, o equipamento que ele deixa comigo fica me encarando sobre a mesa. De vez em quando, me aproximo para dar uma olhada e, hesitante, passo a mão sobre os botões. Pulo para trás quando ela ganha vida. É agora ou nunca, digo a mim mesma, respirando fundo. Pego a câmera e começo a caminhar pela casa, falando no microfone, registrando a porta da geladeira com meu calendário mostrando meus compromissos naquela semana. Ou pelo menos achei que estava filmando. Quando termino, tento dar play e percebo que me esqueci de apertar "gravar". Tento de novo, e, desta vez, o microfone está virado para o lugar errado, porém a câmera parece mais confortável na minha mão, e, apesar de ter me atrapalhado, me sinto cada vez mais confiante.

Na terceira vez, gravo tudo que quero. Minha caixa de remédios — uma seleção de comprimidos coloridos como se fossem doces — dividida em compartimentos e marcada com os dias da semana. Meu quarto da memória e todas as fotos que me acalmam, a caixa de memórias que guardo lá, com os primeiros sapatinhos de Sarah e Gemma no topo. Falo para a câmera sobre meu maior medo — o dia em que não reconhecerei minhas filhas.

"Falei para elas que, um dia, elas chegarão e não saberei quem são", confidencio para a câmera. "Não saberei seus nomes, mas com certeza sentirei aquela conexão emocional de amor que temos umas com as outras. E falei que elas sempre devem se lembrar que, mesmo quando eu não as reconhecer, eu ainda as amo."

Abaixo a câmera. Algumas partes das minhas confissões, revelando meus medos mais profundos, são mais difíceis do que eu imaginava. Paro um instante, respiro fundo algumas vezes, e então lembro a mim mesma de que o filme ajudará as pessoas a entenderem melhor a demência. Eu a ligo de novo. Sou tão sincera quanto possível, sabendo que Jim usará os trechos necessários após o fim das quatro semanas.

No dia seguinte, sento no ônibus a caminho do trabalho, com a câmera dentro da mochila. Acordei mais cedo do que o normal, porque quero filmar antes de as pessoas chegarem. Ainda está escuro quando entro, os resquícios da noite ainda visíveis do outro lado das janelas. Quero registrar aquele momento em que me perdi no escritório, quando saí pela porta sem saber onde estava. Aperto "gravar" e vejo a luz vermelha piscando; porém, quando vou falar, as palavras se perdem. Volto para minha mesa e escrevo um pequeno roteiro, algo que eu possa ler enquanto caminho. Começo de novo, saindo da segurança da minha sala, da mesma forma que aconteceu naquele dia, e, ao pisar no corredor, ao ouvir minha voz ecoando pelo vazio do escritório, sinto meu coração acelerar. É como se estivesse acontecendo de novo. A imagem minúscula no visor traz de volta o dia que me fez sentir um medo diferente de tudo que eu já havia sentido. Mais uma vez, sou atingida pela sensação de perda dentro de mim, um completo distanciamento da minha própria mente. É apavorante.

Paro no meio do corredor. Apesar de estar lendo um roteiro, meu coração acelerado ameaça roubar as palavras escritas em caneta. Dou um passo hesitante, depois outro, quase uma cópia daquele dia. Passo por duas portas, entro no banheiro com seu vidro de segurança, entro no cubículo cor-de-rosa suave com o vaso sanitário, e lá fico por alguns momentos, como naquele dia. Paro de gravar e respiro fundo uma ou duas vezes, o sangue latejando em minhas têmporas, a câmera pausada, o zumbido suave dos mecanismos ainda ligados. Saio do cubículo, me sentindo grata pelo ar frio que me atinge no corredor, o ambiente familiar que me recepciona. Este dia *não* é como aquele.

Volto correndo para minha mesa e coloco a câmera na mochila, então tenho certeza do impacto que o filme terá, e a ansiedade é substituída por uma sensação de empoderamento. Sempre fui tão fechada, tão protetora em compartilhar qualquer coisa pessoal, mas sei que posso mudar opiniões ao dividir isso, posso mudar as imagens que as pessoas têm sobre como é ter demência — a de uma pessoa idosa confinada à cama, as mesmas cenas que inundaram minha mente quando mencionaram a possibilidade da doença para mim pela primeira vez. Eu posso mostrar que a demência tem um começo e um meio, assim como um fim.

Algumas semanas depois, a Alzheimer's Society me envia outro e-mail, desta vez perguntando se posso fazer uma crítica de *Para sempre Alice* antes da estreia nos cinemas. Lógico que digo sim. O filme chega por entrega especial, e o carteiro me dá em mãos um envelope branco forrado com plástico-bolha que contém o DVD do filme, uma história fictícia sobre uma professora universitária de linguística que é diagnosticada com demência aos 50 anos. Aperto o envelope com firmeza entre meus dedos; sei que não será fácil assisti-lo. Já li o livro três vezes, a vantagem que o Alzheimer me deu foi achar que o enredo se desenrolou de forma surpreendente a cada leitura; mas, apesar de ter ficado impressionada com o quanto a história é precisa — cada um dos meus piores medos se realizando a cada página virada —, eu podia deixar o livro de lado quando chegava ao meu limite. Será difícil assistir a tudo em filme, vendo uma versão em carne e osso da personagem com quem tanto me identifiquei no livro, e testemunhar em primeira mão seu enfraquecimento.

Por algum motivo, parece mais seguro assistir agora, enquanto o sol ainda entra pela minha janela no começo da tarde. Coloco o DVD no aparelho e espero os créditos começarem. No meu colo, está um caderno e caneta. *Farei anotações*, digo a mim mesma durante a primeira cena. *Vou me distanciar*, prometo. *Isto é profissional, não pessoal.* Uma das primeiras cenas mostra Alice correndo pelo campus de sua universidade. Eu sorrio, me lembrando das minhas corridas. Penso nos tênis no fundo do armário, e uma tristeza me preenche; porém, quando dou por mim, Alice parou, o mundo gira ao seu redor, descontrolado, os prédios que ela obviamente conhece tão bem subitamente se tornam irreconhecíveis. Vejo a inexpressão em seu olhar, o desnorteamento, e a semelhança me leva de volta ao corredor do trabalho no mesmo instante. Sinto a caneta relaxar dentro da minha palma úmida, mas não consigo tirar os olhos do filme.

Mais adiante, a protagonista está dando uma palestra; ela se atrapalha com uma palavra, fazendo pouco do problema do mesmo jeito que eu fiz. Encaro a tela, vendo as cenas se desdobrando diante de mim como se tivessem sido tiradas da minha própria vida. Não me mexo; parece que perdi até o ar, como se respirar não passasse de uma inconveniência, uma distração daquilo que tanto prende minha atenção. Não percebo que estou prendendo a respiração até escutar um suspiro demorado e profundo. Já está no horário de saída das escolas, então escuto conversas do outro lado da minha janela, os bipes do sinal de pedestres enquanto pais levam os filhos de volta para casa, mas meus olhos permanecem grudados na tela.

A imagem de uma pasta com uma borboleta chama minha atenção. Nela, Alice coloca instruções sobre como tirar a própria vida quando ela ultrapassar a barreira de se tornar alguém que não conhece. Porém seu triste dilema vai se desdobrando na tela: como saber que está na beira do precipício, prestes a cair? Todos nós gostamos de pensar que saberíamos, que podemos contar com a mente consciente que usamos para tomar decisões. Mas um dos meus maiores medos é exibido na tela como um momento do futuro, quando Alice desesperadamente tenta seguir as instruções que sua versão mais saudável deixou, embora a crueldade do tempo já a tenha feito chegar em um ponto sem volta.

Em outra cena, alguns momentos depois, com a doença avançando e o rosto da sua filha mais nova se tornando desconhecido, minha respiração se torna ofegante, minha cabeça parece leve demais sobre os ombros. Eu li sobre esse momento na tentativa de conjurar essas imagens — tão dolorosas que nem consegui me demorar nelas —, e lá está o sofrimento, sendo exibido diante de mim. Meus olhos estão grudados em Alice, na forma como ela encara a filha, seu olhar vítreo; Julianne Moore acertou em cheio. É só então que me distancio do filme, me lembrando de que Moore está interpretando essa mulher; como ela fez isso tão bem? Sua personagem olha diretamente para a filha, apesar de estar óbvio que ela não a *enxerga*.

Quando o filme termina, os créditos sobem, o aparelho cospe o DVD, e o caderno continua aberto no meu colo, a caneta na minha mão, sem uma única palavra escrita.

Preciso de uma xícara de chá. Levanto da poltrona, meu corpo tenso, minha cabeça repassando uma série de imagens, todas as sensações desaparecendo e dando lugar ao entorpecimento. Olho pela janela e fico observando os passarinhos pulando em suas perninhas magras pelo meu jardim até meu cérebro voltar para mim. Sei que preciso assistir ao filme novamente, então empurro o DVD de volta no aparelho e sento com o caderno e a caneta.

Conforme assisto de novo as cenas iniciais que mostram uma mulher inteligente e próspera comemorando seu aniversário com a família, escrevo: *O filme captura a realidade de que o Alzheimer não faz distinção de idade, sexo, nível de inteligência, situação financeira ou etnia ao selecionar aqueles que serão desafiados com a doença.*

Porém, algumas cenas depois, os olhos de Alice chamam minha atenção de novo — é isso que Gemma e Sarah veem quando olham para mim em um dia ruim? E minha mente pula para o futuro, se enchendo de imagens de dias em que passarei o tempo todo com aquele vazio imenso estampado no rosto. Para o momento em que esse será o olhar que minhas meninas conhecerão, quando já tiverem se esquecido dos olhos que as enxergam de volta. De repente, entro em pânico. Não quero que minhas filhas se tornem minhas cuidadoras; eu quero ser a mãe delas... *eu quero ser a mãe delas.* A cena passa rápido no filme, e me obrigo a me concentrar de novo. Embaixo da última frase, escrevo quatro palavras: *poderoso, chocante, honesto, inevitável*. Então, quando me dou conta, o aparelho volta a ejetar o DVD. Ergo o olhar para as janelas ao fim da minha segunda tentativa. O trânsito passa tranquilo, e o dia continua claro, por enquanto.

Preparo outra xícara de chá e tento de novo. O que mais me fascina no filme é a forma como ele captura a realidade da doença desde antes do diagnóstico até o declínio lento, e quase imperceptível. Eu me lembro das perguntas sem respostas que acompanharam esses dias infinitos — ao mesmo tempo buscando e temendo explicações. A história mostra como as memórias são arrancadas de forma indiscriminada, e que o tamanho do amor que sentimos por uma pessoa é incapaz de nos poupar do roubo da nossa capacidade de reconhecê-la. Mas a emoção precisa permanecer, mesmo quando há um espaço vazio onde o nome dela deveria estar. Tanto amor com certeza não pode simplesmente desaparecer, não é? Ele deve ficar preso lá dentro, em algum lugar. Faço uma anotação no meu bloco para explicar isso para as meninas, para me certificar de que elas saibam. Será que já pensei nisso antes?

Todo mundo se lembra da sensação de perder algo precioso, um item com valor sentimental. Se você tiver idade suficiente, isso já aconteceu muitas vezes ao longo da sua vida, e se você for um bebê, essa é a coisa mais traumática que pode acontecer. Para nós com Alzheimer, faz parte da rotina, apesar de não serem itens que desaparecem, mas nossas memórias mais preciosas, as histórias que formam quem somos. No entanto, não perdemos nossas emoções, então penso que o amor deve estar escondido por trás daqueles olhos tristes, vítreos.

Assisto ao filme mais uma vez. Escrevo em minhas anotações sobre como estou impressionada com a precisão do declínio de Alice, com a sensibilidade com que sua história é retratada, fugindo de clichês. É uma imagem poderosa da demência, da realidade da doença, da realidade dos efeitos que ela causa na pessoa e nos seus entes queridos. É um reflexo surpreendentemente preciso da minha própria experiência. E isso me machuca e me incentiva na mesma medida.

Quando o aparelho ejeta o DVD pela terceira vez, já é noite. A tela se apaga e fico sentada sozinha no escuro.

Outro e-mail, outro pedido, outro "sim" respondido para a Alzheimer's Society. Porém dessa vez, com ainda mais empolgação do que os anteriores, porque é um convite para ir à pré-estreia de *Para sempre Alice*, em Londres. Vim sozinha, cheguei cedo para saber onde preciso estar antes da hora, vencendo o pânico que sempre acompanha a demência. Encontro o cinema Curzon, mas as portas estão trancadas, e está escuro lá dentro. Ainda faltam horas para as estrelas começarem a chegar, mas pelo menos sei aonde preciso estar. Então passeio pelas ruas de Mayfair usando meu casaco bege elegante que comprei especialmente para a ocasião, meu broche dos Amigos da Demência sendo exibido com orgulho na lapela.

Encontro uma cafeteria ali perto e sento para tomar uma xícara de chá, observando as pessoas indo e vindo; os empresários entrando e saindo correndo nos intervalos entre reuniões, os turistas agarrados a mapas da cidade, amigos fazendo compras, abrindo espaço entre as mesas e cadeiras para suas sacolas enormes com nomes de designers estampados na frente. Às vezes, ainda acho incrível estar aqui, sozinha em um café em Londres, tão longe do meu escritório em Yorkshire. A pessoa reservada dentro de mim está enterrada sob a avalanche da doença que perversamente me oferece novas oportunidades todos os dias, novas experiências que agarro com as duas mãos, porque ela também me deu uma noção do quanto a vida é curta. Bebo meu chá e sorrio, em conflito com meu cérebro adoecido, ao mesmo tempo em que me sinto estranhamente grata por ele. Algo tão horrível quanto o diagnóstico de uma doença degenerativa pode mesmo ser encarado como uma coisa boa?

Prefiro me concentrar no meu itinerário do dia. Primeiro, vou me encontrar com Christopher e sua esposa, Veronica, que também participaram das filmagens para o programa de Victoria Derbyshire. Vou me encontrar com Angie, que é cuidadora de pessoas com demência, e Gillian, de quem ela cuida. Pelas minhas experiências no Festival WOW e no York Minds and Voices, sei que conhecer outras pessoas com demência sempre me traz uma sensação de segurança, então tenho certeza de que eles vão ajudar a controlar meu nervosismo antes de conhecermos

Julianne em pessoa. Eu nunca tinha escutado falar dela antes de me contarem sobre o filme, mas Sarah ficou tão empolgada, me dizendo que ela é uma estrela de Hollywood muito famosa e uma das suas atrizes favoritas; então, trouxe duas cópias do livro dentro da minha mochila, que prometi pedir para serem autografadas para minhas filhas.

Finalmente, os ponteiros do relógio do café giram indicando que está na hora de voltar para o cinema. Outra nova experiência, outra chegada solitária. É impossível ignorar o frio na barriga sob meu casaco. Quando chego ao cinema, a área se transformou: não está tranquila como algumas horas atrás. Em vez disso, grades impedem as pessoas de entrar, paparazzi e sua parafernália estão entranhados lá no meio, se estendendo até a rua, e atrás deles há um vislumbre de vermelho aos seus pés — o tapete para os astros. Fico observando por alguns instantes enquanto o pânico que tanto quis evitar nesta manhã começa a se acumular. Como vou entrar? Tiro o celular da bolsa e ligo para o número do contato que me passaram.

— Há jornalistas e fotógrafos por todo canto — digo. — Não sei como entrar.

Uma voz tranquila do outro lado do telefone me orienta a ficar parada, que virão me buscar, e, um instante depois, chega um rosto sorridente, uma mão acenando no meio da multidão.

— Por aqui, Wendy!

Eu a sigo pelo tapete vermelho, meus sapatos oxford inadequados para caminhar por um tapete acostumado com saltos de celebridades, e agora estamos dentro do cinema, longe do caos lá fora. Solto um suspiro de alívio e sigo a moça para conhecer os outros. Nós nos encontramos dentro da área reservada a jornalistas, e há um burburinho conforme repórteres e apresentadores de televisão andam de um lado para outro ao nosso redor, ensaiando falas ou distraídos com suas anotações, preparando-se para seus próprios encontros com a grande estrela da noite. Sento com meus novos amigos, também convidados pela Alzheimer's Society, prestando atenção em tudo que está acontecendo, às vezes fazendo comentários sobre como aquilo tudo é empolgante. Beberico meu chá, me apegando à sensação de normalidade que a bebida me traz, o sorriso aumentando em meu rosto conforme me acostumo com o ambiente. Há coisas demais acontecendo para conseguir decifrar qualquer conversa, então nós, com demência, ficamos satisfeitos em apenas observar, sem qualquer expectativa de bater papo ou interromper o silêncio entre nós. E então, pelas janelas, vemos o brilho de flashes.

"Deve ser a Julianne", diz alguém, e sinto um frio na barriga. Ela entra no salão em um lindo vestido preto com estampa de cobra e é imediatamente cercada por jornalistas. Enquanto ela dá várias entrevistas, eu me viro para dar a minha também, para o programa *Today*, da Rádio 4. Quando volto, o salão começou a esvaziar, os jornalistas, satisfeitos com as respostas que receberam, saindo para assistir ao filme, então temos Julianne só para nós. É legal ver como ela é normal e despretensiosa, conversando com cada um de nós como se nos conhecesse há séculos, se lembrando dos nossos nomes, nos fazendo nos sentir especiais. Ela nos conta várias histórias sobre a pesquisa que fez para o papel, e nós rimos e concordamos com a cabeça, sabendo que suas observações logo serão perdidas.

— Você está levando a vantagem aqui — digo. — Porque vai se lembrar de conhecer a gente, enquanto todos nós vamos esquecer.

Nós rimos.

— Você acha que interpretei bem o papel, Wendy? — pergunta Julianne.

— O que mais me impressionou foi seu olhar — digo a ela. — Seu olhar me dizia que você tinha demência.

Ela sorriu, feliz por ouvir isso.

— Como você vive a sua vida? — pergunta ela.

— Eu vivo o momento. Não faço mais planos. Apenas aproveito os dias conforme eles acontecem.

E, enquanto Julianne concorda com a cabeça, tenho aquela sensação estranha de novo, como se o Alzheimer fosse um presente, como se todos nós pudéssemos aprender alguma coisa com as duras lições que ele ensina.

Ela não nos apressa e autografa tudo que trouxemos, então pede para tirarmos uma foto em grupo e com cada um de nós, individualmente. Ela se despede de todos, se lembrando dos nossos nomes de novo, e então é levada embora, de volta para seu mundo.

Naquela noite, em casa, assisto a uma entrevista com Julianne Moore no Canal 4, e a jornalista menciona meu nome. Os olhos dela se iluminam, e um sorriso se abre em seu rosto.

— Eu conheci a Wendy! — diz ela, radiante. — A Wendy é maravilhosa! Ela disse que costumava planejar seu ano inteiro com antecedência. Ela não faz mais isso. Agora, planeja a semana seguinte, pensa sobre o que está acontecendo agora e é grata pelo presente, por estar viva. E, de certa forma, é assim que todos nós precisamos viver nossas vidas, nos apegando de verdade àquilo que temos agora, porque essa é nossa única certeza.

Lá está de novo, a sensação de que o Alzheimer também nos oferece coisas e não apenas as retira.

Alguns dias depois, acordo e descubro que recebi vários e-mails e mensagens de texto. Julianne Moore ganhou o prêmio de melhor atriz no BAFTA por seu papel em *Para sempre Alice*. Não apenas isso, mas ela mencionou meu nome em seu discurso de agradecimento. Parece surreal demais que uma atriz de Hollywood esteja falando sobre mim na frente do mundo todo. Vou até o outro lado da sala, pego a cópia do livro que Julianne autografou para mim e abro na primeira página.

Para Wendy, fiquei muito feliz em conhecer você.
Com amor e gratidão, Julianne.

Dois meses depois, estou caminhando por ruas diferentes de Londres, indo de um lado para o outro entre meu hotel e os estúdios da BBC para garantir que saberei aonde preciso ir e em quais pontos de referência preciso prestar atenção amanhã de manhã cedo. Faço o trajeto duas vezes e volto para o hotel com um sanduíche e uma bebida antes de escurecer. A cidade grande parece assustadora e confusa quando a noite cai, quando a luz do dia some e outras se acendem, e os prédios se transformam em uma sombra fantasmagórica das suas versões diurnas. Então prefiro observá-la por trás da segurança da minha janela de hotel. Estou aqui para assistir às gravações que fizemos para o programa de Victoria Derbyshire. A ideia original era que o curta coincidisse com a estreia de *Para sempre Alice*, mas precisaram adiar por algumas semanas. Após assistir à gravação, serei entrevistada nos estúdios, embora a parte mais interessante para mim seja a oportunidade de finalmente conhecer Keith Oliver. Afinal de contas, foi o vídeo dele no YouTube sobre viver com demência que me fez encarar a doença de um jeito tão diferente, que me fez acreditar que *existe* uma vida após o diagnóstico, e o que faremos amanhã é prova disso.

No dia seguinte, chego à BBC e encontro Katie, da assessoria de imprensa da Alzheimer's Society, esperando com um sorriso na recepção. Keith e sua esposa, Rosemary, também estão lá. Abraço os dois, sentindo que já somos amigos. Há outras pessoas com demência aqui, e somos todos levados para a sala verde, onde observo seus companheiros ou filhos lhe dando atenção, certificando-se de que eles estão confortáveis, tirando seus casacos e ajeitando-os e entregando-lhes xícaras de chá. Observo que todo mundo está ali com alguém, mas, antes de eu ter tempo de pensar sobre isso ou de refletir sobre o que significa para mim, Katie pressiona uma xícara quente de chá na minha mão, e meus pensamentos evaporam.

Somos levados para o estúdio, prendem microfones nas nossas roupas, e então eu e Keith sentamos no sofá ao lado de Jeremy Hughes, o diretor-executivo da Alzheimer's Society. O diretor de palco faz a contagem até entrarmos no ar.

— Nos próximos trinta minutos, vocês assistirão a um filme fantástico sobre como é viver com demência... — diz Victoria para a câmera, e então me recosto no sofá para assistir junto com todo mundo.

Gravei horas de filmagem para Jim — não que eu me lembre de alguma delas —, mas sabia que tudo que fiz precisaria ser sintetizado em poucos minutos. O filme começa, e lá estou eu de novo, de volta ao corredor do hospital no trabalho enquanto recrio aquela sensação de desnorteamento; a imagem me faz ir direto para aquele momento e sei que, se eu estou me sentindo assim, os espectadores também vão conseguir entender como é. Assistimos ao vídeo de Keith, vemos como ele retira todos os itens de que precisa para sua rotina no banheiro de uma cesta e os devolve, para se certificar de que se barbeou naquela manhã. Vemos também como Christopher está em um estágio da doença em que não consegue se lembrar de como se chama a lua, mas isso não importa, porque ele sabe que ela é algo lindo no céu, e isso não é o suficiente? A gente realmente precisa se lembrar de cada palavra conforme seguimos nossa vida?

As entrevistas acabam em questão de segundos, e embora eu e Keith concordemos que participar de uma gravação ao vivo na televisão não é a coisa mais agradável do mundo, sabemos que estamos fazendo a diferença por meio das coisas que aceitamos fazer ou participar.

Quando estamos indo embora, Jim me entrega dois DVDs, um com o curta finalizado e o outro com todas as horas de gravações que fiz. Sei que nele há uma conversa que tive com Gemma e Sarah à mesa da cozinha e que, em algum momento no futuro — sabe-se lá quando —, elas poderão assisti-lo e sentir algum conforto, encontrando ali uma memória que fugiu de mim há muito tempo.

Volto para Yorkshire guardando as experiências do dia como outra oportunidade maravilhosa que surgiu no meu caminho graças ao diagnóstico de demência. Fazer uma lista das vantagens de ter Alzheimer não parece errado. Talvez até seja útil.

Você se lembra do seu primeiro dia de trabalho? Ainda consigo te ver no seu terno cinza de risca de giz, a blusa branca elegante por baixo. Você tinha 39 anos na época, e aquele dia parecia o primeiro do resto da sua vida. Foi o seu melhor ano até então. Ao entrar pelas portas automáticas da ala de fisioterapia, você não estava nervosa, apenas empolgada. Lá dentro, havia uma sala de espera lotada, e você sentou em sua nova cadeira atrás da recepção. Na primeira manhã, sua missão foi apenas observar o que precisava ser feito, mas, à tarde, já atendia aos telefonemas. Você se sentia tão orgulhosa ao atender e dizer: "Fisioterapia, aqui é a Wendy, como posso ajudar?" Nem consigo mais usar o telefone, é confuso demais. As pessoas falam muito rápido, mas você tagarelava de volta, fazendo várias coisas ao mesmo tempo, prendendo o telefone sob o pescoço enquanto marcava uma consulta no computador, sorrindo para o próximo paciente que esperava diante da sua mesa. Essas coisas seriam impossíveis para mim, mas eram uma bobagem para você. O telefone nunca parava de tocar, mas isso não a incomodava. Você se orgulhava da sua memória, de como se lembrava dos nomes dos pacientes mesmo quando suas consultas ocorriam em um intervalo de meses. Seus colegas de trabalho ficavam fasci-

nados, mas você sabia que aquilo dava um toque de pessoalidade, que fazia os pacientes se sentirem especiais. Sua memória era seu talento, então você fazia questão de nunca esquecer.

O fim, quando chega, é rápido e eficiente. Nunca gostei de despedidas demoradas, o que é irônico, levando em consideração que a doença que tenho me faz perder um pouquinho de mim a cada dia.

É março de 2015, e é meu último dia de trabalho. Minha equipe sabe que eu não quero ser o centro das atenções, então um deles me entrega os cartões e presentes no começo da manhã, antes de todo mundo chegar. Só fico no escritório por 2 horas; mais do que isso seria muito doloroso. Vou embora dando um tchau rápido, como fazia todas as noites, só que não voltarei mais. Vou embora desse jeito não porque não me importe, mas talvez porque me importe demais.

Estou no corredor agora, o ar frio preenche meus pulmões, mas eles ainda estão apertados. Passo pela segunda porta, depois pela outra, cada passo me afastando mais e mais da carreira de 27 anos que tanto amei. Estou anestesiada por dentro, decepcionada com um sistema que não estava disposto a ajudar pessoas com demência a permanecerem no trabalho, que não consegue se adaptar e mudar da mesma forma que nós, que vivemos com a doença, fazemos. Sei que a vida irá continuar sem mim, e tenho orgulho da capacidade da minha equipe de seguir em frente, mas tenho rancor de um sistema de gerenciamento que não precisa mais de mim. Minha carreira fazia com que eu me sentisse valorizada, e, agora, me sinto imprestável.

Nem tento guardar este dia na memória. Não quero. Talvez seja por isso que tenho tão pouco a escrever sobre ele.

Não estou pronta para me despedir.

A jornada até o hospital de cuidados paliativos em Halfpenny Lane nunca foi agradável, não é? Você sempre estava triste quando parava no estacionamento, sem saber se aquela seria sua última visita. Como era cruel o câncer que corroía o corpo da sua mãe. Mas isso mudava assim que você entrava pelas portas, com uma filha apertando cada mão. Você notava que o aperto delas era mais firme do que o normal, hesitante e incerto. Elas se orientavam pelas suas reações, então você precisava ser forte. O interior do hospital não era um lugar deprimente, carregando uma mensagem subentendida de que seus pacientes mereciam morrer bem, da mesma forma como tinham vivido.

O quarto da sua mãe ficava ao fim de um corredor muito escuro. Era assim mesmo ou apenas a sensação que você tinha? Mas, lá dentro, o quarto tinha vista para um lindo jardim cheio de magnólias e cerejeiras que, ao serem banhadas pelo sol da primavera, voltariam a se encher de belas flores cor-de-rosa. Não que você soubesse se sua mãe estaria ali para ver outra estação do ano começar. O tempo é medido de forma diferente quando é moldado pelas mãos de uma doença terminal. O câncer tinha se espalhado rápido, e o olho dela havia sido a primeira perda. Ela sentia falta de coisas bobas, como de conseguir ler o jornal, e você encarou a questão como sempre fazia, de forma prática e resiliente, levando os antigos óculos dela para oculistas, convencendo-os a adaptá-los para apenas um olho. Sempre há um jeito, era o que você dizia. Um dia, vocês chegaram e as meninas deram um abraço rápido na avó, disseram oi, então foram correndo para a sala de televisão, o som abafado dos desenhos animados preenchendo o quarto enquanto você sentava ao lado de mamãe. Ela estava fraca naquele dia, os momentos de lucidez indo e vindo.

— Me conta sobre a escola, Sarah — disse ela, batendo o espaço vazio ao seu lado na cama, tentando sorrir. — Do que você mais gosta?

Você olhou para trás, para o caso de Sarah ter aparecido à porta, mas não havia ninguém lá, e mamãe a observava com um olhar cheio de expectativa. Você poderia tê-la corrigido, mas os olhos castanho-claro dela pareciam tão vivos naquele segundo, brilhando do jeito que acontece quando adultos falam com crianças. Você não suportou a ideia de fazê-los perder a luz, então fingiu.

— Está indo bem, vovó — disse você, hesitante no começo. Mas quando ela concordou com a cabeça e se esticou para segurar sua mão, o sorriso alcançando os olhos dela, você continuou: — Gosto de pintar e de fazer contas.

— Você brinca com seus amigos no parquinho? — perguntou ela.

— Brinco — mentiu você.

Então ela olhou para trás de você, seu rosto se iluminando de prazer.

— Você está vendo aquilo, Sarah?

Você acompanhou o olhar dela, mas o quarto estava imóvel, nada havia mudado, e o único sinal de vida eram as cortinas balançando na frente das janelas.
— *O que você está vendo?* — *perguntou você.*
— *Os soldados* — *disse ela, seu rosto ganhando vida apenas com aquela visão.* — *Vindo pela colina, marchando para casa, de volta da guerra. Está ouvindo a cantoria deles?*
Você não teve coragem de decepcioná-la. Por que faria algo assim? De que adiantaria? Então você continuou fingindo, auxiliando a morfina. Não havia mais o que fazer. Por que deixá-la ainda mais confusa? Então as duas ficaram sentadas ali, vendo os soldados voltarem para casa, enquanto mamãe caía no sono.

Acordo de repente, me perguntando se não ouvi meu despertador, e então lembro que não há motivo para levantar cedo. O relógio ao meu lado permanece em silêncio. Se eu durmo mal e me preocupo por faltarem poucas horas antes de o sol manchar o céu noturno azulado, não faz diferença. Esta é a vida de uma recém-aposentada, e preciso me acostumar com ela. Afundo de novo no travesseiro, mas o relógio me distrai: são 4h30 da manhã. Meu corpo continua no ritmo da antiga rotina; a demência ainda não atropelou meu despertador interno. Que dia da semana é hoje? Conto devagar nos dedos. Quarta-feira.

Quando me aposentei, parecia que muitas quartas-feiras vazias estavam por vir; todos os outros dias da semana também. Mas não tem sido assim. Hoje, fico feliz por não precisar ir longe: um evento de pesquisa em Leeds, no qual darei uma palestra sobre o trabalho valioso que o Ajude a Pesquisa sobre Demência está fazendo. É diferente viajar para um lugar relativamente próximo quando todos os meus outros dias desde o último de trabalho têm sido preenchidos com viagens para todo canto: até a Universidade Bradford, para ajudar estudantes de doutorado; até a Universidade do Oeste da Escócia, para falar em um evento e participar de um estudo de pesquisa social sobre emprego após um diagnóstico de demência; idas e vindas de Londres para reuniões com a Rede de Pesquisa da Alzheimer's Society ou para dar palestra em vários eventos sobre meu próprio diagnóstico. A vida é mais ocupada agora, mais variada e desafiadora do que era quando eu trabalhava, mas de um jeito diferente.

O vazio que permeia minhas semanas não é a parte difícil de me acostumar, o mais difícil é lidar a perda interior. Não consegui entender direito no início, mas uma hora a ficha caiu: todas as informações que eu consultava em meu cérebro sobre o trabalho — todas as ordens de escala e equipe, todas as listas de verificações — agora eram obsoletas. Tem sido estranho me acostumar com o espaço que essa ausência deixou. Mas ele está sendo lentamente preenchido com as incontáveis palestras para as quais me convidam, por todas as coisas que aprendi sobre minha doença, tudo que me ajuda a compreendê-la e a compreender essa nova versão de mim um pouco melhor. O futuro parece estar nas pesquisas e todos os dias aprendo mais e mais sobre o quanto as pessoas tentam entender a doença. É por isso que me tornei uma Defensora do Ajude a Pesquisa sobre Demência, incentivando outras pessoas a se cadastrarem em um novo banco de dados que reunirá pesquisadores com voluntários, e é também por isso que me ofereci para testar um novo aplicativo para pessoas com demência, que oferece uma série de recursos para ajudar com a memória, incluindo reconhecimento facial, para o caso de você esquecer quem alguém é. Tem algo a mais que me motiva, algo um pouco egoísta: me envolver com as pesquisas significa que estou contribuindo para mudar o futuro para minhas filhas e gerações posteriores, de forma que, um dia, o diagnóstico talvez não venha acompanhado de um grande vazio, mas sim da esperança de cura, além de mais compreensão e condições melhores em casas de repouso.

Também tive que fazer outros pequenos ajustes desde que me aposentei, coisas bobas como o grande passatempo britânico de ficar verificando a previsão do tempo. Antes, eu só via se faria sol nos fins de semana; agora, se o clima estiver bom no meio da semana, posso sentar no meu jardim para observar os pássaros voando entre os comedouros.

Sinto meu estômago roncar, uma sensação que eu não costumava ter durante as manhãs, quando mal tinha tempo para tomar banho e me arrumar antes de pegar o ônibus das 5h30. Agora, há tempo para comer uma torrada ou um mingau com uma xícara de chá, então meu corpo ajusta um alarme interno e já começa a pensar no almoço antes mesmo de eu terminar de limpar as migalhas.

Meus colegas de trabalho diziam: "Depois que você se aposentar, vai ter tempo de sobra." Só que isso ainda não aconteceu. Em vez disso, fico me perguntando de onde eu tirava tempo para trabalhar. Volto a me acomodar no meu travesseiro, puxando o edredom até o queixo. Ainda tenho algumas horas para dormir antes de precisar levantar e começar o dia.

Você se lembra de quando visitou uma pessoa com demência, muito tempo antes do seu diagnóstico? Era comum você ir a diferentes alas do hospital como parte do seu trabalho. No geral, você visitava a equipe, mas houve um dia em que passou mais tempo na ala geriátrica. A equipe de enfermagem estava reclamando sobre um paciente específico, que tinha demência e estava instaurando o caos, ele não se acalmava por nada. Você o viu sentado em um canto, com um olhar preocupado. Ele estava nitidamente nervoso, perguntando a qualquer um que passasse onde estava sua esposa. A conversa entre as enfermeiras se tornou barulho de fundo, e, quando deu por si, você estava indo na direção dele, sentando ao seu lado para começar uma conversa.

— *Onde o senhor acha que sua esposa está?* — *perguntou você em um tom calmo.*

— *Não sei* — *respondeu ele, mordendo o lábio de ansiedade. Ele parecia prestes a desabar.*

Então você fez perguntas sobre sua esposa, e, conforme ele respondia, uma luz surgiu nos olhos azuis dele. O brilho voltou, e ele sorriu como se — *por apenas um segundo* — *ela tivesse voltado à vida em sua imaginação. Você pediu para ver uma foto, mas ele não tinha uma para mostrar. Talvez fosse por isso que ele falava sobre ela sem parar? Ele não tinha como "ver" a esposa, tirando nas imagens que guardava em seu coração. Então você sugeriu aos enfermeiros que pedissem à família para trazer uma foto dela. No fim das contas, ela havia falecido muito tempo atrás, só que ele não lembrava. Ou pelo menos não naquele momento. Sempre que a morte dela era mencionada, quando as pessoas o lembravam de que ela havia falecido, ele ficava desnorteado, sofrendo mais uma vez pela perda. Então por que não o deixar olhar para ela? Por que não deixar que ela fizesse companhia a ele no fim da vida, entre bandejas com comida de hospital, vasos com flores murchas e jogos de carta que eram iniciados, mas nunca encerrados?*

Na próxima vez em que você voltou à ala, havia uma foto sobre a mesa de cabeceira dele. Ele não se lembrava de você, e não havia problema nenhum nisso. Quando você perguntou quem era a moça bonita na foto, ele abriu um sorriso enorme e falou cheio de orgulho sobre a esposa, contando a história dela de novo, trazendo-a de volta à vida. Ele esquecia que ela nunca o visitava, e sempre que ele perguntava aos enfermeiros onde ela estava, eles o distraíam, fazendo perguntas sobre ela. E então ele voltava a ficar feliz. Ela era real.

Seria uma crueldade continuar dizendo para aquele homem que sua amada esposa havia falecido. Se ele não se lembrava, ela não estava morta para ele.

Sento de repente na cama. Minha pele está suada. Pisco e vejo de novo: o pesadelo que se esgueirou para dentro dos meus sonhos. Isso tem acontecido com muita frequência, uma imagem assustadora que me puxa de volta à consciência, coisas bizarras e terríveis — no outro dia, foram ursos correndo com baldes de sangue. Olho para o relógio: três da manhã. Sei que não vou conseguir adormecer de novo. Esta é a minha vida agora, apenas algumas horas de sono conseguidas com esforço. Durante o dia, me sinto exausta e sou assolada por dores de cabeça. Sei que eu costumava dormir bem, acordando apenas com o despertador, mas hoje em dia, em algumas noites, levo horas para cair no sono, encarando o mundo lá fora por uma fresta na cortina. Minhas pálpebras fecham, só que meus olhos permanecem conscientes atrás delas, indo de um lado para o outro. Quando durmo, é por cerca de uma hora e mesmo assim o sono é tão leve que sinto como se eu despertasse no meio dos sonhos.

Abro o notebook e pesquiso "problemas de sono e demência": milhares de resultados aparecem, mas nada que explique o motivo. Então decido escrever um post no blog sobre isso, torcendo para que o mundo fora das minhas cortinas me ofereça uma explicação.

Quando acordo na manhã seguinte, descubro que recebi dezenas de respostas, muitas pessoas me perguntando se eu tomo donepezila, um medicamento que passou a ser usado dez anos atrás com a promessa de diminuir a progressão do Alzheimer. Há um ano, quando comecei a tomá-lo, eu tinha muita esperança de que ele me desse mais tempo com minhas filhas. Só que, às três da manhã, desejando dormir quando seu tempo no planeta passa em longos segundos, as vantagens de um suposto medicamento perfeito se tornam minúsculas em comparação com os efeitos colaterais. Alguém sugere que eu passe a tomá-lo pela manhã, em vez de à noite, como é recomendado.

"Na primeira noite após começar a tomá-lo de manhã, notei que minha cabeça parecia mais calma, e foi a primeira vez em dois anos que não tive sonhos horríveis", comentou uma mulher. "A primeira noite em que não acordei e não tive que tentar entender o que era real e o que era sonho."

Decido seguir o conselho, e tenho minha primeira noite livre de pesadelos — ainda sem conseguir dormir a noite toda, mas foi bem melhor. Fico feliz por outro motivo: não quero parar de tomar donepezila. Ele sempre foi considerado um medicamento eficaz para reduzir ou estabilizar os sintomas de pessoas com Alzheimer leve a moderado, mas um estudo recente descobriu que parar de tomá-lo dobrava as chances de, dentro de um ano, o paciente ser internado em uma casa de repouso. Parece que o medicamento nos mantém produtivos por muito mais tempo do que se acreditava no começo, e, sabendo que o custo anual das casas de repouso está chegando a dezenas de milhares de libras, enquanto o donepezila custa pouco mais de vinte libras, percebe-se qual opção faz mais sentido. Quero permanecer na minha casa pelo máximo de tempo possível, então, colocando tudo na balança, eu não pensaria duas vezes antes de sacrificar uma noite perfeita de sono por mais um ano no meu lar.

Caminhar por York na chuva é especial. Estou andando pela famosa Shambles enquanto chuvisca, as ruas de paralelepípedo brilhando com a água, as lojas emolduradas por madeira de centenas de anos de idade, que se inclinam para a frente daquele jeito desordenado, chegando tão perto que fico surpresa por não encostarem nas laterais do meu guarda-chuva vermelho. Faz muito tempo que esta rua parou de vender a carne pela qual se tornou famosa, porém os ganchos dos açougues permanecem do lado de fora das vitrines das lojas, lotadas de turistas no verão, que param e se apoiam nelas enquanto tiram bebidas geladas da bolsa. Mas hoje não; hoje todos estão se protegendo da chuva, deixando as ruas relativamente vazias enquanto arrasto os pés por elas. É um caminho muito conhecido, e estou acostumada a andar pelos paralelepípedos, especialmente com menos turistas para atrapalhar meu ritmo cambaleante. No fim da rua, viro para a direita na Kings Square, onde um artista de rua se apresenta para uma pequena multidão, que faz um bom trabalho em ignorar a chuva enquanto seus cabelos molhados grudam em seus rostos e a água se acumula aos seus pés.

Fico parada ali por uns instantes, sorrindo sozinha. Só que, quando me dou conta, o lugar em que eu estava sumiu. Olho em volta, analisando os prédios, mas nada é familiar. As árvores passam em um redemoinho, vejo prédios de tijolos vermelhos e pequenas janelas da era georgiana, mas nada me dá uma pista. Onde estou? Olho para as pessoas por perto, mas rostos inexpressivos me encaram, desconhecidos. O pânico aumenta; ele surge no fundo do meu peito, roubando meu fôlego. Tento respirar fundo, mas tudo se move rápido, muito repentino, minha cabeça parece leve demais. Para onde devo ir? O músico continua cantando, e o som é tão alto, cada nota de seu violão arrancando os pensamentos da minha mente. Estou assustada. Estou perdida.

Atravesso a multidão cambaleando, buscando por espaço aberto, indo de um lado para o outro. Há caminhos para fora da praça, ruas com formatos estranhos e um piso de pedrinhas esquisitas que não significam nada para mim. Estou paralisada, assustada demais para me mexer. Meus olhos percorrem o ambiente, buscando algo familiar, uma pista. *Como cheguei aqui? Da onde vim?* A chuva — preciso me abrigar. Vejo a placa de uma cafeteria por cima da cabeça das pessoas, azul e familiar; algo me atrai para sua segurança. Atravesso a praça. Um carro buzina. Dou um pulo, mas continuo atravessando a rua. Preciso entrar, me sentar e pensar, esperar a névoa sumir. Como ela surgiu tão rápido? Foi como estar dirigindo em um dia bonito de sol e dar de cara com uma nuvem espessa.

Entro no café, encontro um lugar em um canto e sento. Gotas de água pingam nos meus sapatos. Estou imóvel. Não noto os outros rostos nem olho para os funcionários. Sei que estarei segura aqui, um instinto que atravessa a neblina. Fico olhando pela janela, a cena do outro lado ainda parecendo esquisita. *Olhe para outra coisa*, digo a mim mesma. Então enfio a mão na minha mochila vermelha e tiro um jornal lá de dentro. Folheio as páginas, percorro o conteúdo preto e branco sem assimilar palavras, matérias ou imagens, apenas esperando. Esperando o mundo se desanuviar. Esperando o tempo passar. Quanto tempo fico sentada aqui antes de um som me interromper? O músico tocando lá fora. Olho pela janela, e lá está ele. Às suas costas, uma loja de chocolates familiar; ao lado, uma loja de biscoitos, a padaria na esquina; a praça está entrando em foco de novo. Abro um sorriso fraco.

Fico sentada ali por mais um tempo, só para garantir. Peço um café e fico observando a praça que conheço tão bem, mas que perdi em um instante. Como isso aconteceu? Um curto-circuito no meu cérebro, uma desconexão em algum ponto entre meus olhos. Sou lembrada de que a doença é capaz de roubar o passado, o presente e o futuro.

O sol já atravessa as nuvens quando vou embora. Volto pelas ruas familiares e sigo para casa.

Nenhum de nós nasce com medo: ele se acumula junto com as experiências da vida, e ainda consigo me lembrar de onde veio seu medo de animais. Parece ridículo agora, mas como nunca teve animais de estimação, a ideia deles era esquisita para você. Na infância, um cachorro preto enorme a perseguiu, latindo e mostrando os dentes, enquanto você andava de scooter. O medo daquele momento foi tanto que a acompanhou pelo restante da vida. Depois disso, você atravessava a rua para evitar pessoas passeando com cachorros. O mesmo vale para gatos — os pelos na sua nuca se arrepiavam se você passasse por algum sentado tranquilamente no muro de um jardim. Quando Gemma resolveu ter gatos, você tinha pavor de todos eles, tanto que ela precisava trancá-los quando você ia visitá-la.

Billy, um gato preto bonito com olhos verde-amarelado, a deixava muito incomodada. Se ele entrasse no mesmo cômodo em que você estava, isso a deixava imediatamente nervosa e inquieta. Era como se ele soubesse, como se todos soubessem — eles também mantinham a distância de você. Seria uma antipatia mútua, ou respeito? Não importava, contanto que ficassem longe. Como você é diferente de mim; quem dera eu estivesse lá para intermediar a situação. No outro dia, fiquei tomando conta de Billy para Gemma; sempre que faço isso, tenho certeza de que ele consegue escutar minha bengala e o passo arrastado virando a esquina da rua da casa, porque assim que coloco minha chave na porta, o encontro esperando por mim. Você provavelmente se recusaria a entrar assim que visse aqueles olhos grandes a encarando, a ansiedade ganhando força, mas, para mim, todo o estresse desaparece quando o vejo.

Billy caminha vagarosamente pela cozinha, fazendo uma dancinha diante dos meus pés antes de chegar na parte dos azulejos iluminado pelo sol. Ele desaba no chão enquanto coço suas orelhas e ronrona em aprovação. Coloco alguns petiscos em sua tigela, e ele levanta para mastigá-los, fazendo barulho. Ele não pode comer muitos, já que Gemma o colocou de dieta. Ela não sabe por que ele engordou tanto ultimamente; até o veterinário comentou.

Preparo uma xícara de chá para mim e, enquanto a chaleira esquenta, sinto o rabo de Billy se curvando ao redor das minhas pernas. Olho para sua tigela vazia.

— Ah, Billy, eu me esqueci de dar comida para você?

Ele me fita com seus olhos grandes e tristes, seu ronronado soando mais alto que o apito da chaleira que desliga sozinha. Coloco alguns petiscos na sua tigela.

Sei como é nossa rotina depois disso, apesar do fato de que tantas coisas fogem da minha memória todos os dias. Sento e tomo meu chá, ele anda de um lado para o outro, procurando pelo pedaço de fita vermelha com fios dourados, a que usei para decorar seu presente de Natal, que se tornou seu brinquedo favorito. Ele desaparece, e o encontro na escada, sentado ao lado da fita como quem diz "Aqui está" com aqueles olhos verde-amarelado. Vamos para o mezanino — tem mais espaço para brincar lá —, dou um nó na ponta para ele pegá-la com suas garras, e brincamos até ele cansar. Depois, sento na poltrona. Billy vem sentar ao meu lado, ficamos olhando para o pomar, e a companhia dele já basta para me tranquilizar. Ele pula para o meu colo, e passo os dedos por seus pelos macios.

Sei que eu não conseguiria fazer isso antes, mas aprendi tanto com os animais. Essa mudança na minha personalidade, esse enfraquecimento de uma parte do meu cérebro, significou passar tempo parada, sentada, observando, do mesmo jeito como eles fazem. Animais levam uma vida simples, eles aproveitam o momento, e descobri que tenho isso em comum com Billy: um apreço pelo presente. Muitos medos me abandonaram. Talvez seja porque nada pode ser mais assustador do que a demência. Vivo todos os dias com o desconhecido, e talvez seja por isso que não tenho mais medo — nem de gatos, nem do escuro, nem da doença.

Pouco depois, ouvimos a porta abrir, e nós dois descemos para dar às boas-vindas a Gemma após o trabalho. Nós a encontramos na cozinha, ligamos a chaleira para fazer um chá, e, com Billy sentado no meu colo, Gemma e eu conversamos sobre o dia. Vinte minutos se passam assim, então Billy pula do meu colo e cheira a tigela, depois senta e olha para nós.

— Ahh — digo. — Devo ter esquecido.

Gemma olha para ele, hesitante.

— O veterinário disse que o Billy precisa perder peso, mas ele deve estar recebendo comida de alguém, porque a dieta não está funcionando. Você tem dado poucos petiscos pra ele quando vem aqui, não é, mãe?

— Ah, sim, com certeza dou poucos — digo enquanto coloco mais petiscos na tigela, e Billy ronrona de felicidade.

Estou sentada na frente do médico enquanto ele anota os resultados dos últimos minitestes de memória que fiz. Do outro lado da mesa, tento entender sua letra, sem sucesso. Finalmente, ele se recosta na cadeira e suspira.

— Você está um pouco pior do que da última vez — diz ele, e apesar de eu saber que tenho uma doença degenerativa, sinto meu coração apertar.

Saio do consultório arrastando os pés, triste por meu cérebro adoecido ter me decepcionado de novo. Não sei exatamente quando ou onde, em que parte do teste ou pergunta específica. Só me lembro da palavra "pior". Vou dormir com a palavra "pior" se acomodando no travesseiro ao meu lado.

É óbvio que entendo que não vou melhorar, mas com frequência penso na importância dos termos e na linguagem que os médicos usam ao se comunicarem com os pacientes. Talvez eu me sentisse menos desamparada se ele tivesse dito: "Você pontuou 26 desta vez; o problema parece ter sido sua coordenação. O que podemos fazer para melhorar isso?"

Simplesmente deixar de fora a palavra "pior" me daria esperança de encontrar alguma forma de vencer a parte do meu cérebro que não funciona mais como deveria. Também me daria um pouco de confiança nas partes que ainda funcionam bem, e talvez até certa compreensão delas — por exemplo, as palavras cruzadas que faço toda manhã parecem estar ajudando, então continuarei fazendo isso. Faria eu me sentir capacitada em vez de impotente. Eu poderia ajudar a mim mesma.

Do mesmo jeito, me lembro de quando recebi meu diagnóstico e ouvi de outros profissionais que "infelizmente, não há nada que possa ser feito". Me lembro da sensação de perda, medo, desamparo, e, nos dias e semanas que se seguiram, a única palavra que habitava meu cérebro era "infelizmente". Ela parecia tão negativa, tão assustadora. *Infelizmente*, os médicos não podiam fazer nada. *Infelizmente*, eu sabia que eles não podiam fazer nada. E se eu tivesse recebido a notícia de outra forma? "Sim, o diagnóstico é demência. Vou colocá-la em contato com pessoas que podem ajudar você a se adaptar, pessoas que têm o mesmo diagnóstico e que podem compartilhar dicas e truques." Teria me dado esperança no mesmo instante.

Algumas semanas depois, estou diante de um grupo de estudantes de enfermagem enquanto dou uma palestra. Sentados, eles exibem olhares empolgados, com as mãos no colo, segurando seus cadernos e canetas, e começo perguntando em quais palavras pensam ao ouvir "demência".

Viro para o quadro enquanto eles ditam: *demente, senil, fardo, sofredor, velhice, vida triste...*

Paro e olho para a sala.

— Imaginem como eu me sinto ouvindo vocês dizendo essas palavras — comento. — Quer dizer, sei que pareço velha e que meu cabelo está meio grisalho, mas é só porque não pinto. Ao contrário do seu professor Rob!

Ele finge se esconder, e todo mundo ri.

— Mas, no geral, sou relativamente jovem para ter demência... eu pareço estar "sofrendo"? Pareço ser um "fardo"?

Escuto o som de alguns pés se arrastando no chão, desconfortáveis. Escrevo as palavras no quadro e me viro para explicar como uma linguagem positiva gera um bem-estar, e como a linguagem negativa só causa tristeza.

— Se o seu chefe começasse a chamar vocês de burros todos os dias, vocês acabariam ficando desanimados e acreditando nisso — digo. — É assim que nos sentimos quando vocês nos dizem o tempo todo que estamos "sofrendo" de demência. O diagnóstico já é ruim o suficiente, é uma notícia terrível, mas é nesse momento que a linguagem negativa deveria ser cortada e a positiva instaurada. Se todo santo dia alguém disser que vocês estão sofrendo, vocês vão acreditar. Nós "lutamos" diariamente para superar os desafios que encontramos, mas, muitas vezes com ajuda, encontramos formas de fazer isso.

Conquistei a atenção de todos na sala. Digo que eles podem substituir o "sofre de" por "vive com".

— Não estou negando nem minimizando os grandes desafios que encaramos. Só estou dizendo que dessa forma soa melhor — explico.

E eles concordam com a cabeça me entendendo.

Penso em quando recebi meu diagnóstico, em como tive que me esforçar para mudar meu ponto de vista que substituiu "impossível" por "possível".

— Quero me concentrar naquilo que consigo fazer, não no que não consigo, mas em alguns momentos precisamos da ajuda de vocês para isso.

Continuo explicando que a mídia também não ajuda, sempre se referindo a "vítimas da demência" e divulgando imagens desanimadoras, como as fotos de senhoras idosas confinadas à cama que encontrei quando procurei a doença no Google pela primeira vez. Conto sobre os grupos de apoio de que participei, dos maridos que levam as esposas ou vice-versa, e como o companheiro sempre fala em nome da pessoa diagnosticada, se referindo a ela como alguém que "sofre" de demência. Como, quando chega a minha vez, sempre digo: "Não estou sofrendo, estou *vivendo com* demência." Falo sobre a vez em que fiz isso e em como a esposa encontrou meu olhar, a sementinha sendo plantada em sua mente; a demência não precisava ser o fim. Não foi para mim.

Houve muitos momentos nos últimos meses em que senti o espaço vazio ao meu lado, sem uma companhia para preenchê-lo. No fundo da nossa mente, existe uma imagem de que devemos passar o fim da vida com alguém que cuide de nós. Sabemos que nossos filhos terão a própria vida e família, mas nunca nos imaginamos sozinhos. Eu estaria mentindo se dissesse que não tive momentos em que olhei ao redor de uma sala e senti falta de ter alguém ao meu lado. Na estreia de *Para sempre Alice*, todo mundo parecia ter ido em casal. Todas as pessoas com demência tinham uma parte da própria memória viva ao seu lado, se certificando de que elas tomassem seus remédios, comessem ou bebessem alguma coisa naquele dia. Porém há outra parte de mim que já viu o sofrimento estampado no rosto de entes queridos que assistem seus parceiros definharem. Com frequência, penso que não gostaria da pressão de ter um marido por conta disso.

Também há outros motivos. Quando você mora com alguém, é normal que a outra pessoa mude as coisas de lugar, deixe tudo arrumado ou bagunçado, e isso não me ajudaria. Eu costumava ser muito organizada, mas, agora, deixo papéis soltos pela casa, porque, se guardá-los, eles param de existir para mim. As bancadas da cozinha estão cheias de folhas que me avisam o que farei na próxima semana: as conferências em que darei palestras, os lugares em Londres ou em outros pontos do Reino Unido que preciso ir para me encontrar com um comitê ou grupo de coordenação de pesquisa. Me tornei uma bagunceira. Se eu morasse com outro bagunceiro e houvesse coisas inesperadas pelo meu caminho, viveria tropeçando. É verdade que não tenho alguém para ajudar com minha memória, alguém para ser meu cérebro reserva, nem uma companhia constante, alguém com quem rir ou apenas para me dar um abraço quando as coisas dão errado. Mas também não tenho que ter medo de magoar alguém ao me esquecer de alguma coisa nem tenho ninguém insistindo para eu comer quando não estou com fome, me corrigindo, concluindo minhas frases ou me dando atenção demais quando tenho um dia ruim.

Sim, a imagem na minha cabeça é um pouco diferente da que eu imaginava para minha aposentadoria, porém minha natureza independente — que têm derrotado a doença por enquanto — jamais desejaria que alguém tomasse o controle das tarefas apenas porque elas exigem um pouco mais do meu tempo agora.

Então, talvez, esse espaço vazio ao meu lado esteja aqui por um motivo.

Você estava sentada no murinho ao lado da porta dos fundos, segurando uma xícara de chá, observando as flores de verão que haviam desabrochado sobre a terra. Ser mãe solo ainda era uma realidade recente, e alguns dias eram mais solitários do que outros. Uma voz a distraiu dos seus pensamentos:

— Quer vir beber seu chá aqui?

Você ergueu o olhar e viu o sorriso alegre de Julie pela fresta na cerca. O marido dela, Terry, havia arrancado uma ripa da cerca meses atrás, para as crianças circularem entre os dois quintais — os dois meninos deles e suas duas meninas. Juntos, vocês formavam uma grande família, e era assim que você precisava se sentir de vez em quando: parte de uma família. Julie e Terry Feegrade também tinham os seus problemas. Os médicos não esperavam que seu filho mais velho, Jason, vivesse mais do que alguns anos, até agora ele não conseguia falar ou escutar. Ao passar pela cerca com sua xícara, você deu oi em língua de sinais para ele, que estava sentado em sua cadeira de rodas, todo feliz.

Fico me perguntando se os Feegrade sabiam o quanto eles eram importantes para você e as meninas. Houve os Natais em que eles nem lhe deixavam cogitar passar sozinha com as meninas, sempre colocando mais três cadeiras à mesa para vocês. Todo mundo se apertava, os cotovelos se esbarrando enquanto atacavam o peru assado, e o famoso curry de Julie sempre estava lá para qualquer um que preferisse um prato alternativo. Era mais divertido quando todos estavam juntos. Houve as férias em que as duas famílias foram para a Espanha — as meninas deviam ter 7 e 4 anos na época —, e vocês três ficaram mais empolgadas com sua primeira viagem de avião do que com qualquer outra coisa. Depois de aterrissarem no meio da noite, Terry lhe entregou a chave de um carro alugado.

— Temos dois carros — disse ele. — E só eu e você sabemos dirigir.

Não havia tempo para ficar nervosa, então você sentou atrás do volante no meio da noite e o seguiu pelo lado errado da rua até a casa que tinham alugado. Você passou o caminho todo apertando o volante, apavorada, mas, quando finalmente chegou e tirou as malas do carro, se sentiu empolgada com o desafio.

Você até tentou ensinar Julie a dirigir depois que voltaram para o Reino Unido, as aulas cheias de perigo, quase desastrosas, mas principalmente repletas de risadas. Como a vez em que você a convenceu a tentar ultrapassar uma carroça de entrega de leite em *uma pista dupla; ela passou a segunda marcha em vez da quarta e perdeu a confiança, então as duas ficaram rindo enquanto se arrastavam a trinta quilômetros por hora.*

Aqueles eram os amigos que preenchiam o espaço em que um companheiro deveria estar, que riam com você e a escutavam, que pegavam lenços de papel e preparavam chá quando você chorava. Eles tornavam a vida divertida para as meninas nos momentos em que o mundo parecia desabar ao seu redor, e foi assim, pouco a pouco, que você foi se acostumando com sua nova realidade e seguiu em frente. Mais forte. Melhor. Mais feliz. Porque seus amigos eram tudo.

Em um Natal após a mudança para York, você encontrou um saquinho de chá em uma das lojas que na época resumia perfeitamente seu relacionamento com Julie. Ele tinha uma etiqueta que dizia: Não posso mais sentar e bater papo com você como antes, então prepare uma xícara de chá, e pensarei em você, e você pensará em mim.

Estou no jardim da frente de casa, arrancando ervas daninhas debaixo das pedras, quando o vejo, meu vizinho Jim, caminhando pela rua como sempre. Espero ele passar pela minha casa. Solto o ancinho e me empertigo ajoelhada, pronta para cumprimentá-lo com um sorriso, mas ele atravessa a rua e passa do outro lado. Volto a olhar para a terra por um instante, confusa. A mesma coisa aconteceu ontem, e anteontem. Normalmente, ele passaria com um sorriso feliz e acenaria, ou pararia para falar sobre o tempo, daquele jeito tão britânico. Só que, nos últimos dias, nada disso aconteceu, e sei que ele me viu ontem.

Estou prestes a começar a arrancar alguns fiapos verdes que ainda restam na terra quando a ficha cai: alguns dias atrás, foi publicada uma matéria da qual participei no jornal local, explicando que fui diagnosticada com demência e todo o trabalho que tenho feito para conscientizar as pessoas sobre a doença. Jim lê o jornal. Será por isso que ele está fugindo de mim? Preciso saber. Levanto e limpo a terra da minha calça, então passo pela grade do jardim e atravesso a rua na direção dele.

— Jim? — chamo.

Ele baixa a cabeça, certo de que vai passar direto por mim, mas então digo um "olá" com a voz mais animada do mundo.

Ele responde o cumprimento, mas não parece disposto a parar e conversar.

— Você se ofendeu com alguma coisa que eu fiz? — pergunto, confusa.

Então ele para. Seus olhos se desviam dos meus.

— E-eu vi você no jornal local — responde ele.

Eu rio.

— Finalmente estou famosa! Mas acho que podiam ter tirado uma foto melhor e me fazer parecer dez anos mais nova! — Ele parece sem graça. — É por isso que você não está falando comigo?

Ele suspira.

— Eu só não sabia o que dizer.

— A foto não estava tão feia assim, estava? — Eu rio, tentando melhorar o clima.

Ele olha para os próprios pés e alterna o peso entre as pernas. Eu não queria deixá-lo com vergonha.

— Como você pode ter demência se anda por aí com sua bicicleta cor-de-rosa? — pergunta ele.

Dessa vez, não faço piada. Dá para perceber que ele não está entendendo, então explico tudo desde o início.

— A demência precisa começar de algum jeito — digo. — Ela nem sempre se parece com os estágios finais, e sou só o exemplo de alguém no começo da jornada. Sou a mesma pessoa que era na véspera de você ler a matéria; a gente conversou naquele dia.

Ele concorda com a cabeça, como se aos poucos começasse a assimilar. Ele vai buscar seu jornal com o passo um pouco mais lento agora, mais pensativo.

Na manhã seguinte, quando passa pela minha casa, ele não atravessa a rua. Na verdade, ele vem direto até mim, com o jornal embaixo do braço, e conversamos sobre um monte de coisas — especialmente sobre o tempo.

— Você está bem? — pergunta ele em um tom um pouco mais delicado do que antes.

— Estou, obrigada — respondo com um sorriso.

Ele vai embora, satisfeito.

Quem dera todo mundo entendesse tão facilmente, porque notei que vários amigos sumiram desde que ficaram sabendo sobre meu diagnóstico, alguns que conhecia a vida inteira, e isso me magoou. Houve os e-mails que mandei e nunca recebi resposta; no começo, coloquei a culpa nas rotinas ocupadas e acabava mandando outro.

Novamente, nada. Houve os amigos que faziam questão de entrar em contato em intervalos de alguns meses, até eu perceber que só restava o silêncio. Havia menos cartões de Natal e aniversário, menos notícias chegando pelo telefone e on-line. Pessoas que tinham compartilhado a vida comigo agora não queriam compartilhar nem mesmo uma mensagem ou um e-mail. Não foi algo que me dei conta de repente — foi uma percepção que chegou aos poucos. Aonde todo mundo tinha ido?

Porém, para cada amigo desaparecido, havia aqueles que tinham ficado, e eles eram cheios de empatia e amor, e até de soluções práticas. Os Feegrade, que leram no meu blog sobre a frequência com que eu acordava sem saber que dia era, me deram um presente quando fui visitá-los, um relógio enorme para minha mesa de cabeceira, que exibia o dia, o mês e o ano junto com a hora.

Eu tinha acrescentado o nome do blog na minha assinatura de e-mail, para que as pessoas pudessem saber o que estava acontecendo mesmo se não me respondessem, ou mesmo que suas mensagens não fossem respondidas por mim como eram antes. Um amigo muito próximo demorou quase 18 meses para retomar o contato. Ele perguntou se podia me visitar e me levar para jantar, e, quando viu que eu ainda conseguia formar frases, percebi seus ombros relaxarem. Até hoje, ele nunca mencionou a palavra "demência", mas, pelo menos, voltou a falar comigo.

Outros dois amigos admitiram que acompanhavam meu blog, apesar de não falarem comigo diretamente.

"Nós nos sentimos muito idiotas por pensar que você não permaneceria otimista e ativa", disseram eles, quando decidiram entrar em contato comigo.

Mas eu continuava sendo eu. A mesma eu, mas com um cérebro adoecido. Por que esse tipo de doença assusta tanto as pessoas? É a ideia de que também pode acontecer com elas? Elas se assustam por estarem se deparando com a própria mortalidade? Do que eu as lembro ou as faço temer? É apenas o futuro, porque meu cérebro está definhando do jeito como acontece com o de todo mundo, só que em uma velocidade dez vezes maior? Mas elas não têm como saber a verdade sobre a demência a menos que eu as receba de volta, o que sempre faço. Preciso fazer. Não faz sentido educar desconhecidos se não consigo fazer nem as pessoas mais próximas a mim entenderem. Assim como Jim, elas ficam sabendo sobre o diagnóstico de Alzheimer e me imaginam em uma cama de hospital em casa, esperando pela morte. Mas posso culpá-las quando essa é a exata imagem que dominava meu cérebro no começo?

Foram as minhas palavras que mudaram tudo, não as faladas, mas as escritas. A demência pode ter roubado as palavras da minha boca, pode ter tornado mais difícil encontrá-las a tempo de terminar uma frase, mas a parte do meu cérebro que consegue digitar fluentemente continua intacta. Amigos ficam fascinados quando leem que passo meus dias viajando pelo país, participando de conferências e analisando ensaios clínicos, então escrevo todas as minhas descobertas no blog para ajudar outras pessoas.

"Você está mais ocupada agora do que quando trabalhava", mais de uma pessoa já me disse isso, e é verdade.

Permanecer ocupada agora me ajuda a esquecer o fato de que estou perdendo o passado. Crio memórias e as mantenho a salvo no blog para conseguir me manter no presente, e para criar um novo tipo de história pessoal, apenas porque não sei o que o futuro me reserva. Os amigos e parentes são os guardiões do passado, são os protetores das partes que a demência não consegue roubar. Eles podem não ter as mesmas memórias que eu sobre os acontecimentos, mas estavam lá, podem me contar, ou podem me escutar enquanto os conto; parece mais importante do que nunca manter por perto as pessoas que testemunharam minha vida. Afinal, quem melhor do que elas para me contar como eram as coisas antes da demência fazer seu trabalho?

Obviamente, há outra vantagem em ser meu amigo: as pessoas podem falar comigo, desabafar sobre os detalhes mais secretos de sua vida; eu sempre digo: "Pode ter certeza de que vou guardar seu segredo. Quando sairmos daqui, já terei me esquecido dele."

Você adorava a agitação da cidade grande. As sirenes contínuas serpenteando pelas muralhas da cidade e o trânsito parado, o mundo vivo com barulhos, cada som era uma pista sobre o ambiente vibrante que a cercava. Participar daquilo a fazia se sentir viva. Você bisbilhotava os turistas vagando pelas ruas de paralelepípedos da Shambles, escutando suas conversas e tagarelices, sorrindo para eles ou rindo dos vislumbres de vida que você captava em meio ao caos do dia. Você gostava das ruas movimentadas, de você ser uma em meio ao enxame de pessoas que abria caminho pelas travessas. Você gostava das bicicletas que costuravam os pedestres enquanto andavam pela rua, os carros que buzinavam, despertando os turistas que atravessavam a rua como sonâmbulos ou os que faziam isso olhando para os pináculos e torres da catedral de York. Você gostava de fazer parte daquela comunidade agitada, da forma como cada um dos seus sentidos era atiçado e estimulado pela agitação da vida sempre que você saía pela porta de casa. A vida na cidade grande era a única possível; você não conseguia imaginar viver em outro lugar. Isso tudo me parece tão estranho agora.

Saio de casa, e lá está. Vem de todas as direções. Não apenas chega aos meus ouvidos — os acerta como um tapa, reverberando pela minha cabeça. Engulo em seco, e desce rolando para minha barriga. O barulho está por todo lado e bem mais alto do que antes. Eu não tinha percebido até agora, porém, recentemente, me pego me encolhendo sempre que saio de casa, como se o mundo tivesse aumentado o volume do dia para a noite sem me avisar. Eu queria tanto poder pegar um controle remoto para diminui-lo de novo.

Saio pelo meu portão e aperto o botão do sinal de pedestres. O semáforo fica vermelho, e o bonequinho verde começa a piscar enquanto atravesso a rua. Me retraio, os bipes soando cada vez mais altos ao meu ouvido, um som agudo embrenhando-se lá no fundo. Levanto as mãos para cobrir as orelhas; talvez a câmara municipal tenha decidido ajustar o volume, talvez tenham aumentado enquanto eu dormia. Sigo andando, mas logo há outra coisa. Ao longe, vejo um brilho de luzes azuis. Paro na calçada, me afastando do meio-fio a tempo de ver a ambulância se aproximar, mas dou um pulo para trás quando ela passa correndo, o barulho tirando meu fôlego, o som ainda ressoando dentro de mim mesmo depois de ela já ter desaparecido pela rua em sua missão de emergência. Por que os sons começaram a ser tão dolorosos de repente?

Quando finalmente volto para casa, fico grata pela paz que encontro. Sento diante do computador e digito *audição apurada e demência* na barra de pesquisa, e fico surpresa com a quantidade de resultados que aparecem. Leio páginas e páginas sobre outras pessoas que descobriram que o mundo é um lugar mais escandaloso depois de receberem o diagnóstico de demência — só há relatos de pessoas que vivem com a doença, sem a explicação de médicos. Quanto mais leio, mais meu coração se aperta. Eu me recosto na cadeira, já sabendo o que isso significa: terei que sair da minha amada cidade. Olho para as paredes da casa que eu tinha tanta certeza de que seria meu lar definitivo, e sei que logo precisarei tirar as fotos dos pregadores e encaixotar livros. O que antes era meu oásis de paz, minha calmaria em meio ao agitado centro da cidade, é tudo de que não preciso agora. Barulhento demais.

Nos próximos dias, as sirenes que se movem em disparada por York parecem se tornar cada vez mais altas; por outro lado, talvez eu apenas esteja prestando mais atenção. Nossas ruas estreitas não foram feitas para permitir a passagem de ambulâncias de quatro toneladas, e enquanto elas transitam lentamente pelas ruas de paralelepípedo e muralhas centenárias, paro e tampo as orelhas, a dor chegando aos meus tímpanos. O falatório dos turistas é atordoante, fragmentos de conversa agora parecem um enxame de abelhas dentro da minha mente, me fazendo perder o fluxo dos meus pensamentos. O choro de uma criança é tão escandaloso e agudo que me faz parar de andar no meio da rua. Tudo que me fazia amar este lugar, que integrava uma trilha sonora rica em tons e contos da cidade, agora é o mesmo motivo pelo qual preciso partir.

Mas para onde? Tudo que li sobre demência me diz que mudar de casa após o diagnóstico pode ser muito inquietante, então deixo o pensamento de lado. Em vez disso, compro protetores auriculares, aqueles de espuma que se ajustam ao formato do ouvido. Saio de casa, e o mundo é um lugar silencioso; me lembra o inverno, quando a neve cai e cobre as ruas como lã de algodão, abafando os sons com uma camada grossa de fofura branca. Mas os protetores auriculares também acabam com outra coisa — minha capacidade de ouvir sons que são importantes, como o ciclista que se aproxima pela minha direita e que quase derrubei por acabar entrando em seu caminho. Tiro os protetores pedindo desculpas, tentando explicar. Eles não vão adiantar; preciso de algo que elimine o incômodo, mas que ainda me permita escutar. Alguns dias depois, encontro tampões de ouvido cor-de-rosa em uma loja, eles ajudam, mas não são suficientes. As semanas passam conforme York vai aumentando o volume aos poucos, e então se torna impossível continuar ignorando o incômodo, bloquear o som. O problema não é York; sou eu quem mudou.

Começo a vasculhar a internet, procurando por casas nas áreas mais tranquilas de York, mas todas estão fora do meu orçamento. Sem emprego, preciso de uma sobra do dinheiro da venda da casa para adaptar um novo lar, para deixá-lo à prova dos empecilhos que a demência pode colocar no meu caminho. Com o passar dos dias, vou desistindo de olhar anúncios, uma sensação pesada e sombria se assentando no fundo do meu estômago quando fecho o laptop. Não estou pronta para essa mudança. Não pedi para que isso acontecesse comigo. Eu me ressinto da demência por roubar a imagem de futuro que criei com tanto cuidado na minha mente, como se a doença tivesse simplesmente enfiado uma mão lá dentro e a removido sem que eu percebesse. E a única coisa que posso fazer é me adaptar.

Vou passar o fim de semana com Gemma e seu namorado, Stuart, no vilarejo tranquilo onde eles moram, a cinquenta quilômetros de York. Eu me acomodo no quarto de hóspedes, tendo um momento de paz, distante das conversas e da televisão ligada lá embaixo. Quando venho aqui, fico no quarto convertido no mezanino, com Billy aconchegado em meu colo, olhando os pássaros e a natureza lá fora, as árvores balançando gentilmente sob a brisa do outro lado da janela, o único som sendo o farfalhar das folhas ou um leve pio de um estorninho ou melro. Nada muito incômodo. Durante o dia, eu me distraio andando até a loja do vilarejo para comprar um jornal, sorrindo e trocando cumprimentos com todo mundo por quem passo no caminho. As pessoas na loja são tão simpáticas... Fico com a impressão de que elas sabem um pouquinho sobre a vida de todo mundo, e talvez seja assim que lugares como este mantêm uma noção de comunidade, trocando informações bobas. Eles ainda não fecharam suas portas com firmeza, deixando toda a vida acontecer por trás das cortinas. Isso traz uma sensação de segurança.

E então tenho uma ideia. Tiro Billy dos meus joelhos e pego meu notebook para começar a procurar casas no vilarejo. Será que eu seria feliz sozinha aqui, caso Gemma se mude algum dia? Eu me questiono sobre isso enquanto uma lista de propriedades fora do meu orçamento aparece. Suspiro, derrotada, e fecho o notebook de novo, a sensação de não pertencimento me incomodando. Não era eu a pessoa que tinha tudo planejado? Não era eu que sabia para onde estava indo, e até de onde tinha vindo? Agora, só me resta um vazio.

Ao longo das próximas semanas, faço outras visitas ao vilarejo, sempre pensando na mesma coisa: eu seria feliz aqui? Cada vez mais, noto a tranquilidade do lugar. Paro diante do lago cheio de patos, no caminho sobre um pequeno deque, jogando para eles a comida especial que a loja do vilarejo vende em saquinhos. Os moradores cuidam até dos patos por aqui, e sinto que eles acabariam recebendo mais comida de mim do que precisam, da mesma forma como acontece com Billy. Começo a ver mais vantagens: a loja, o correio, o ônibus com ponto final em uma cidade próxima que vai direto para York. Eu não abriria completamente mão da cidade; ela continuaria lá, no fim da linha.

Volto para York alguns dias depois, e Sarah chega para me ajudar a limpar alguns armários. Decido que a mudança vai começar antes de eu encontrar minha casa. Não haverá uma correria em cima da hora, tudo de que preciso será arrumado com meses de antecedência. Começamos pela cozinha, nos livrando de latas velhas de comida e temperos que já passaram muito do prazo de validade. Olho duas vezes para as datas antes de jogá-las fora — coisa que jamais aconteceria antes. Nós conversamos enquanto trabalhamos, nos lembrando de histórias das várias mudanças ao longo dos anos. Começo a arrumar um armário cheio de utensílios de cozinha.

— Você se lembra do quintal em Hyde Close? — pergunto, tirando um ralador de queijo do armário.

— Ninguém imaginaria que aquilo ali renderia um gramado — diz Sarah, se lembrando de como eu havia levado uma semana inteira para cortar todo o mato.

Tiro outro ralador de queijo do armário.

— E o estado daquelas janelas! Você e Gemma tiveram que tirar a sujeira com escovinhas, lembra?

Encontro outro ralador de queijo e o coloco junto com os outros, fitando-o com um olhar confuso.

Continuamos batendo papo enquanto vou mais fundo no armário; há conchas, colheres de pau, um removedor de miolo de maçã... E outro ralador de queijo.

— Que esquisito — digo, me virando para a pilha atrás de mim. — Já encontrei três desse.

Eu e Sarah começamos a rir, mas, quando finalmente chegamos ao fundo do armário, dez raladores de queijo ocupam a bancada da cozinha. Nós os encaramos, imaginando como eu devo ter me convencido de que não tinha um.

— O mais estranho é que nem gosto tanto assim de queijo — digo. — Muito menos de queijo ralado.

Estamos rindo enquanto preparamos uma bolsa de doações para caridade — preenchida principalmente por nove raladores de queijo. Pensar na mudança não parece tão ruim naquele momento, não com Sarah ao meu lado, rindo comigo. Eu consigo fazer isso. Só preciso encontrar o lugar certo.

A maioria das pessoas detesta se mudar, mas você sempre encarou mudanças como uma oportunidade de limpeza, de colocar coisas velhas em lugares novos, de recomeçar. Você passava semanas juntando caixas do mercado, passava horas sentada com os pés para cima depois de as meninas irem dormir, organizando listas de tudo que precisava fazer. Quando se tratava de encaixotar as coisas, você era profissional: fita crepe marrom para fechar as caixas, um cômodo de cada vez sistematicamente encaixotado, uma pista do conteúdo anotada em caneta preta em cada lado da caixa para lhe ajudar. As palavras "Lado esquerdo da escrivaninha" eram suficientes, sua memória brilhante listando tudo que havia lá dentro. Caixas e caixas eram fechadas e empilhadas no canto da sala; objetos como martelos e chaves de fenda, chaleiras e sacos de chá, todos guardados na caixa marcada como Caixa Importante — a última a ser lacrada com fita, a primeira a ser aberta na casa nova.

Você nunca contava para as meninas antes de tudo ser assinado e carimbado, só para o caso de algo dar errado. Sua primeira mudança podia ter sido triste, saindo do lar da família para uma casinha menor em Hyde Close, uma rua sem-saída quase na esquina da outra, mas você fez com que ela se tornasse empolgante com histórias de uma loja de doces melhor, com muito mais opções do que os já favoritos delas. A casa nova tinha dois quartos e uma pequena dependência. Isso até poderia ser um problema, mas você sabia que Gemma gostava de espaços menores e tinha ideias sobre como transformar o quartinho e deixá-lo perfeito, então, quando

Sarah se declarou dona do quarto maior, Gemma já estava convencida. Você notou que a porta do quartinho abria para dentro e fez uma anotação mental de colocar a chave de fenda na Caixa Importante, para pegá-la assim que se mudassem.

No dia da mudança, as meninas se sentaram no banco de trás do carro, com a Caixa Importante entre as duas, tagarelando sobre as aventuras que teriam na casa nova. Você provavelmente não prestou atenção ao que elas diziam, concentrada demais na lista em seu bolso, aquela que detalhava todas as tarefas que precisavam ser feitas, por ordem de importância; armários a serem limpos, tinta a ser removida, carpetes a serem aspirados. Cada item esperava pacientemente para ser riscado.

Enquanto o pessoal da mudança chegava, as meninas corriam pelos cômodos vazios, subindo e descendo a escada, e você também se ambientava na casa, olhando do outro lado das janelas empoeiradas o quintal cheio de mato que você mal podia esperar para limpar com suas tesouras de poda. Mas aquilo precisaria ficar para depois. Conforme cada caixa chegava, as meninas buscavam por seus tesouros com olhares esperançosos, toda sua organização facilitava o trabalho do pessoal da mudança.

Você olhava ao redor de tudo que precisava desempacotar e sempre começava pela Caixa Importante. A chaleira ligada, os saquinhos de chá desencavados do fundo e colocados em xícaras — um cerimonial —, seu primeiro chá na casa nova e suco servido em copos de plástico já conhecidos. Depois disso, era rápido arrumar as coisas. Nessa mudança, as meninas estavam loucas para ajudar, então você tirou escovas de dente e detergente da Caixa Importante. Elas a encararam com um olhar confuso até você mostrar as janelas dos quartos e toda a poeira acumulada nos cantos. Mãos pequenas para trabalhos pequenos. Elas ficaram fascinadas ao ver como a escovinha deixava o vidro limpo, e, em poucos minutos, o falatório foi substituído por uma concentração intensa, cada uma se esforçando ao máximo para tornar sua janela a melhor. Enquanto elas se ocupavam com isso, você limpava armários e passava o aspirador no chão, limpava manchas de tinta e arrumava camas. A lista foi diminuindo, e sua satisfação foi aumentando enquanto você ia riscando os itens.

À noite — com as caixas maiores desfeitas, a televisão ligada e a comida encomendada de um restaurante como recompensa —, o lugar já se parecia mais com um lar. Dois dias depois, era como se vocês morassem lá há anos. Então você se lembrou de mais uma coisa antes de sentar com os pés para cima: a porta do quarto de Gemma que precisava ser removida. Com a chave de fenda em punho, você subiu as escadas.

No outro dia, aconteceu de novo: minha mente adoecida pregou peças em mim. Olhei para cima na meia-luz da casa de Gemma, e lá estava minha mãe, andando pelo corredor do jeito como eu me lembrava; ela usava o mesmo vestido longo de sempre, multicolorido, os dois implantes no quadril incapazes de consertar seu passo manco. Fiquei completamente imóvel, me lembrando de não entrar em pânico, enquanto meus olhos lutavam contra minha lógica, questionando datas e tentando fazer contas para provar que aquilo que eu via era tão real quanto parecia. *Em que ano estamos? Ela ainda está viva? Gemma tem quantos anos? Isso me daria alguma pista?* Minha mãe se virou para mim e sorriu, e nesse momento não senti medo, apenas calma, talvez até confiança, como se eu soubesse que aquilo não era real, apenas um tipo de presente, outra oportunidade de vê-la. A realização de que minha doença, apesar da forma horrível que ela me rouba, também me permitiu ter um vislumbre muito amado do passado.

Em outra ocasião, vi meu pai, sob a mesma meia-luz, mas na casa nova. Ele estava sempre de terno ou paletó, menos quando estava relaxando em casa, mas, dessa vez, usava um cardigan, e eu soube que devia se sentir à vontade no meu novo lar. Mas ele também exibia outra coisa: a tristeza que nunca o abandonara desde a morte de mamãe. Assim como ela, ele sorriu, e sorri de volta, apesar de a lógica desesperadamente tentar se fazer ouvir e me lembrar de que o homem diante de mim — tão real aos meus olhos — só existia na minha imaginação.

Eu pensei que mamãe e papai estavam vivos naqueles momentos? Talvez. Fazia alguma diferença? Provavelmente não. Não preciso que fiquem me contando que meus pais morreram; que diferença minha fantasia faz para qualquer outra pessoa? Pessoas sem problemas de memória frequentemente se esquecem de que nós, pessoas com demência, pensamos sobre coisas do passado, então a reação que pode ser mais útil é acompanhar nossa experiência em vez de tentar nos puxar de volta para o momento presente. É simplesmente uma questão de valorizar a experiência da pessoa, porque, para ela, aquilo é tão real quanto o livro que você segura em suas mãos agora.

Fico feliz por ninguém estar lá para me explicar o que era ou não real — que mal fazia receber o sorriso familiar do meu pai, a memória me acalentando? Deixem que eu viva a minha fantasia; ela é mais do que a maioria das pessoas tem. Aqueles que sofrem a perda de entes queridos não dizem a si mesmos que trocariam tudo por apenas mais cinco minutos na companhia deles? E da mesma forma que a névoa às vezes encobre o dia, a única certeza que fica sobre a fantasia é aquela que a médica disse: que logo irá passar. A lógica não precisa sempre vencer. Talvez não seja tão ruim deixar a doença vencer de vez em quando.

O bar estava fechado, e você era a única lá dentro, com 3 ou 4 anos, andando desajeitada entre as mesas, tudo parecendo tão grande e alto; mesas e cadeiras sob as quais se esgueirar ou se esconder, garrafas brilhantes de todas as cores arrumadas atrás do bar, janelas altas demais para alcançar mesmo na ponta dos pés. Mamãe e papai estavam lá em cima, fazendo contas, ou carregando barris para o porão antes de os clientes chegarem. Você espiou por cima das mesas, duas mãozinhas agarrando as laterais, na ponta dos pés, os cinzeiros cheios de guimbas de cigarro, ainda cedo demais para a faxineira chegar.

Você pegou uma escova e começou a passá-la pelo chão de madeira cheio de cinzas e descansos de copo, com partes grudentas onde a cerveja havia caído e sido absorvida pela madeira. Você esfregou e esfregou, as cerdas levantando a poeira, e então escutou um som de metal. Uma moeda correu pelo chão. Você a seguiu pelas tábuas até ela finalmente parar. Você se inclinou, apoiando as mãos nos joelhos sujos, e a pegou — ela não valia quase nada. Você a guardou no bolso, prometendo a si mesma que a usaria para comprar doces, então pegou sua escova novamente e voltou para sua tarefa de menina grande. Enquanto mamãe e papai se ocupavam com os preparativos para o dia, o bar era seu parquinho.

Verifico a internet todos os dias, só para o caso de hoje ser o dia, e as semanas se passam assim. E então ele chega, lá está, esperando por mim: uma casa geminada no mesmo vilarejo que Gemma mora. Três quartos, nem grande nem pequena demais e o preço perfeito. O melhor de tudo é a vista da grande janela da sala de estar para um belo pasto, a imagem emoldurada por árvores que trazem pássaros e outros animais quase até a minha porta. Ela é tudo que eu queria. Mando as informações para Gemma, e ela liga para marcar uma visita; alguns dias depois, aqui estou, na casa que será meu novo lar definitivo.

Ela está vazia, e olho ao redor para as paredes desnudas, tentando imaginar o que da minha casa eu penduraria ali, ou onde poderei colocar qual poltrona. Imaginar uma nova vida não é tão fácil quanto era; meu cérebro precisa se esforçar mais, e as imagens não surgem automaticamente na minha mente conforme entro nos cômodos, como aconteceria antes. É diferente agora, e não consigo pensar como ficaria cada espaço sem que tudo seja explicado para mim. Mas a vista continua ali.

— É perfeito — digo para Gemma enquanto olho para o longo gramado reto nos fundos, e não reconheço o olhar que ela lança para mim.

— E os degraus até a porta da frente? Você não vai ter problemas? — pergunta ela.

Ela sabe que minha versão anterior teria procurado problemas, teria prestado mais atenção nos motivos para não comprar a casa, que seria guiada pela cabeça, não pelo coração. Mas eu a ignoro, me voltando para a sala de estar imensa, ainda maior sem as cortinas para abraçar as janelas, e me apaixono de novo pela vista.

— É esta — digo a ela.

Semanas depois, minha casa no centro é anunciada, uma oferta é feita, datas de mudança são negociadas. Sei que minha versão antiga ficaria empolgada com o ritmo das coisas, mas fico desnorteada agora, como se cada notícia que chega à minha caixa de entrada carregasse quantidades iguais de surpresa e animação. Conforme o dia da mudança se aproxima, começo a arrumar as caixas. Faço as coisas como sempre fiz, o instinto tomando o controle, tentando trabalhar no automático. *Armário embaixo da chaleira*, escrevo em um pedaço de papel branco que colo na frente da primeira caixa que sai da cozinha. *Armário ao lado do fogão*, escrevo na segunda.

Porém, na manhã seguinte, desço e sigo para a cozinha de camisola e chinelos. Leio o que está escrito na frente das caixas enquanto tomo meu chá quente. *Armário ao lado do fogão?* Fico confusa. Abro a porta do armário, que está vazio, obviamente, mas não tenho ideia do que era guardado ali antes. Seja lá o que for, está dentro daquela caixa, toda fechada e esperando ser transportada para o novo lar. Mas tento fazer algo diferente naquele dia. Em vez do local, abro a caixa e decido listar tudo que está lá dentro. Mas fico me esquecendo. A caneta preta paira sobre o papel branco enquanto fecho os olhos, franzo o nariz, me esforço um pouco mais para meu cérebro lembrar o que acabei de ver dentro da caixa. Eu a abro de novo. É lógico — utensílios de cozinha. Fecho-a de novo, selando-a com mais fita. Então me pergunto o que acabei de me lembrar. Abro a caixa de novo, o processo inteiro demorando muito mais. Na próxima vez que vou guardar as coisas na caixa, paro. Primeiro, escrevo: *tigelas, jarro pequeno, forminhas,* então coloco tudo lá dentro, sorrindo para mim mesma, enquanto passo fita na caixa, por ter encontrado mais uma forma de contornar o problema. Quem dera eu pudesse arrancar a doença do meu cérebro, colocá-la em uma caixa, fechá-la com fita e perdê-la pelo caminho entre esta casa e a nova.

Conforme os dias passam, caixas de papelão fechadas vão se acumulando ao meu redor, o mistério se intensifica do dia para a noite. Desço de manhã e vago pela casa, perdida por um momento, as caixas e as listas de conteúdo não me dizem nada.

Eu e Gemma fazemos mais duas visitas à casa nova, não para tirar medidas para cortinas ou móveis, mas apenas para me dar outro momento diante daquela linda e enorme janela da sala de estar, olhando para aquele pasto e imaginando minha nova vida.

Será como qualquer outra mudança, digo a mim mesma, parada ali. Mas já está diferente.

Eles formavam um daqueles casais típicos, do tipo em que a esposa está no comando; ela tira o casaco dos braços dele, dobrando-o, o ajuda a se sentar, vê como ele está — uma, duas vezes —, depois vai buscar uma xícara de chá. Vejo muito isso, aonde quer que eu vá. Sei que só estão tentando ajudar, então por que sempre me parece que esses maridos — ou esposas — estão em um estágio da doença mais avançado do que eu, que não tenho ninguém que pegue nem carregue nada por mim, nem que termine minhas frases, decida que não sou capaz de fazer nem as coisas mais simples, mas que ainda são muito possíveis, tanto no sentido físico quanto mental. Há outra coisa que noto nesses casais. Fico sentada com este homem enquanto sua esposa busca a xícara de chá, e vejo a culpa estampada em seu rosto, em cada poro e ruga que revela mais sobre os anos que passaram do que sua memória consegue se recordar. Ela volta e se senta com a gente.

— Nós estávamos fazendo planos de visitar nosso filho nos Estados Unidos — diz ela. — Mas lógico que não podemos mais ir agora. — Não conheço essa mulher, mas seu tom de voz é inconfundível. — Nem visitar nossos netinhos lindos — acrescenta ela.

O marido permanece sentado ao seu lado. Ele está olhando para baixo. As rugas se tornam mais fundas com o peso da culpa.

— Você não pode ir sozinha? — sugere ele, baixinho.

— E quem vai cuidar de você? — rebate ela.

Ele suspira, sabendo que ela tem razão, que ele e a doença que dominou sua mente são o motivo para a infelicidade da esposa.

Pigarreio, tentando usar um tom mais ameno.

— Vocês se falam por FaceTime? — pergunto.

O rosto do marido se ilumina.

— Sim, a gente sempre se vê pela tela, a tecnologia de hoje em dia é muito...

— Pois é, mas não é a mesma coisa que estar com eles ao vivo. — O comentário dela instantaneamente apaga o brilho no olhar dele.

— Sim, mas é melhor do que não conseguir vê-los de jeito nenhum. Imagina só, vinte anos atrás a gente não conseguiria ligar para um número e ver o rosto deles diante de nós.

— Há vinte anos, a gente poderia viajar até lá — diz ela, dando de ombros enquanto ele afunda na cadeira, a facada se aprofundando.

Ele me fita de esguelha, e trocamos um olhar. Palavras são dispensáveis — nós compreendemos tudo que não estamos dizendo. Nenhum de nós escolheu ter demência; isso é algo que aconteceu conosco, e nem sabemos por quê. É uma questão que todos os dias assola aqueles de nós que vivem com a doença. Ela rouba pequenas memórias e pequenas dignidades que vão se tornando maiores conforme a doença avança por nosso cérebro. Mas ela nos inflige algo quase maior que isso: a culpa pelas pessoas que caminham ao nosso lado — marido, esposa, filhas e filhos.

Odeio minha doença, não pelo que ela rouba de mim agora, mas sobretudo pelo que planeja tirar das minhas meninas, pelo caos que irá instaurar. Ela passa por cima da vida, deixando apenas restos esqueléticos, castigados e espatifados, onde antes havia uma pessoa inteira. Na maioria dos dias, assim como esse homem, me concentro naquilo que ainda consigo fazer. Sou grata pelas pequenas coisas — como o FaceTime, que me permite continuar conversando com minhas filhas ao mesmo tempo em que me poupa da confusão de um telefonema. Porém há outros dias em que a demência se infiltra em meus pensamentos e os domina com vislumbres de realidade que quase sempre me esforço desesperadamente para evitar. Nesses momentos, é impossível permanecer positiva, quando as perdas tomam a dianteira de todos os pensamentos em minha mente naquele dia, e isso por si só me faz perder a confiança em mim mesma, na minha cabeça, no meu futuro, no meu presente. É aí que sou lembrada, de maneira súbita e avassaladora, que o futuro não passa de um conceito vago, que a única certeza é o definhamento que minhas filhas assistirão, sofrendo.

E o que pesa para mim não é apenas aquilo que elas testemunharão. São também todas as cenas que elas pintaram em seu futuro e que precisarão ser apagadas: uma avó dedicada brincando com os netos na praia de Blackpool; um apoio, sempre a postos e animada para ficar de babá; uma mãe forte e competente que as ajuda durante os percalços da vida. Eu queria permanecer ao lado delas por muito mais tempo, tanto no sentido físico quanto emocional. Em vez disso, o contrário acontece; é para Gemma que ligo quando os trens atrasam e não consigo entender como voltar para casa, é Sarah que precisa sentar comigo e me ensinar como navegar por um site. Todo mundo aceita que seus pais se tornarão mais lentos, só que ninguém imagina que, enquanto isso acontece, eles se esquecerão do rosto ou do nome de um filho que os amou durante toda a vida. Essa é a crueldade da minha doença, é aí que a culpa se entranha.

As novas cenas que elaboro em minha mente são dolorosas demais para serem concluídas. Então a culpa me motiva: é suficiente para que eu articule meus futuros desejos com mais nitidez, que deixe bem definido que não quero que nenhuma das duas cuide de mim, que prefiro que deixem isso nas mãos de um profissional. Quando elas eram pequenas, eu as colocava na banheira uma de cada vez, ensaboando seus ombros com bolhas quentinhas cheias de amor, e não suporto saber que elas teriam que fazer o mesmo comigo quando eu não for mais capaz. Para diminuir minha culpa, parece mais importante do que nunca registrar meus desejos na procuração, sentar à mesa com minhas filhas e ter logo essas conversas desconfortáveis.

Lembro quando conversei com outro casal em um grupo sobre demência. Enquanto a esposa foi buscar uma xícara de chá, o homem me contou como tinha dificuldade de se recordar onde as coisas ficavam na própria casa.

— Eu me esqueço das coisas mais bobas. Onde ficam os garfos e as facas, onde deixei as coisas. É tão frustrante que me sinto burro — disse ele.

— Você já conversou com sua esposa sobre isso? — perguntei.

Ele balançou a cabeça.

— Ah, não, não quero preocupá-la. Ela já se preocupa demais comigo mesmo que eu evite dar motivos.

Foi então que vi de novo, a culpa profundamente entalhada em seu rosto.

— Mas ela não vai saber como ajudar se você nunca disser — insisti. — E como você vai ajudá-la a entender a situação se não conversarem? Ela vai acabar tirando as próprias conclusões sem realmente saber o que está acontecendo.

O rosto dele se tornou um pouco mais relaxado depois disso.

— Ah, eu nunca tinha parado para pensar desse jeito — respondeu ele enquanto sua esposa voltava para a mesa com três xícaras de chá. — Talvez seja melhor eu falar mesmo.

Se as pessoas não conversarem sobre como se sentem e sobre os problemas que encontram enquanto ainda são capazes, como poderão ter o mínimo de controle sobre o que acontecerá depois, quando não puderem mais se comunicar?

Quando sentei com Gemma e Sarah para falar sobre meus desejos, preparando o chá da tarde para adoçar o clima, fiquei surpresa ao descobrir como as ideias delas sobre o que eu queria eram diferentes. Mas conseguimos conversar. Imagine a tristeza e o sofrimento emocional que ocorreria se não tivéssemos *conversado*. Imagine o nervosismo e as brigas se não tivéssemos *conversado*. Imagine a tristeza incorrigível que eu causaria com minha morte se não tivéssemos *conversado*.

É difícil conviver com a culpa, mas ela existe para nos ajudar a acertar as coisas enquanto ainda temos a chance.

Você nunca gostou de facilitar a própria vida, não é mesmo? Depois que foi contaminada pelo vírus da carreira, a única opção era crescer. Você sempre gostou de um novo desafio: talvez seja por isso que se sentiu atraída por um emprego em York, tão longe. Você se lembrou na mesma hora de um passeio que fez na época da escola até lá, saindo de Ferrybridge, memórias felizes que seriam lembradas para sempre. De repente, você estava de volta à cidade, se imaginando ali quando criança, caminhando junto às muralhas e ao lado do rio, uma fila serpenteante de colegas de classe risonhos, dias ensolarados e sorvetes. Foi o suficiente para se inscrever para a vaga. Um ano depois, Sarah se mudou com você de Milton Keynes para York, vocês alugaram um apartamento perto do rio, e o trajeto até o trabalho no hospital levava cinco minutos a pé. A vida não parecia se resumir a trabalho; você amava tanto a cidade que sentia como se estivesse constantemente de férias. O hospital começaria a usar um novo sistema eletrônico de escalas, e você supervisionaria o processo; quando o contrato acabou após um ano, sem suportar a ideia de abandonar o norte do país, você encontrou outro trabalho em Leeds. Você se mudou para lá, mas deixou seu coração dentro das muralhas de York, então não havia opção além de se mudar de volta e fazer o trajeto diário no grande ônibus azul que percorria a costa todos os dias. Você encontrou uma casa, que acreditou que seria seu "lar definitivo", se apaixonou por ela e jurou que nunca mais iria embora. Mas foi então que a demência surgiu em seu caminho...

Saber quando admitir a derrota é empoderador? Presa em um limbo de caixas e cômodos, esperando o pessoal da mudança chegar, não sei direito qual é a resposta. A empolgação que eu sei que sentiria antes com essa nova aventura foi perdida. Se fosse antes, eu estaria planejando as cores com que pintaria as paredes ou fazendo planos para o quintal, mas notei que meu cérebro não consegue traçar vários planos ao mesmo tempo; qualquer ideia real se dissipa com a chegada de uma nova, e tudo se torna confuso e vago. Volto a me concentrar na sala, nas caixas, meu relógio indicando que o pessoal da mudança chegará a qualquer instante. Gemma vem me ajudar hoje; Sarah acabou de começar em um novo emprego, mas prometeu que me visitará no seu primeiro dia de folga. Fico grata às minhas meninas pelos esforços que fazem para me ajudar, mas, quando fecho os olhos e vislumbro cenas de mudanças anteriores, sei que as coisas jamais deveriam ter acontecido assim. Sempre era eu quem estava no comando, sempre era eu quem assumia o controle, e agora preciso que alguém me explique o que deve ser feito a seguir.

Depois que todos os meus pertences estão no caminhão, giro a chave na fechadura pela última vez, mas não consigo fugir do vazio causado pelo clique do fecho. As coisas serão diferentes na outra casa? Assim como acontece com a doença, parece impossível elaborar uma imagem bem definida de como será minha vida no meu novo lar, e a incerteza sobre o futuro sacode dentro da Caixa Importante no meu colo enquanto Gemma me leva de carro para longe de York. O pessoal da mudança está esperando na frente da casa quando chegamos, junto com os antigos donos, que vieram me entregar as chaves. Eles cortaram a grama só para me poupar do trabalho. Depois que todos vão embora, abrimos a Caixa Importante primeiro e tiramos minha chaleira vermelha tão familiar, duas canecas e alguns saquinhos de chá. Um gosto de lar. Mais uma vez paro diante da grande janela na sala de estar, e há um cartão endereçado a mim sobre o peitoril. É dos antigos donos, me dando as boas-vindas. Olho ao redor, para todas as caixas empilhadas, sem saber direito o que há nelas, e então me dou conta de que não tenho a menor ideia sobre como transformar esta casa em um lar.

— Vamos começar? — sugere Gemma, dando o último gole em seu chá.

Nós vamos de cômodo em cômodo, lendo a frente de cada caixa para saber o que ela contém, minha memória de todos os tesouros que colecionei falhando até abrirmos cada caixa.

— Parece até que é Natal — digo a Gemma enquanto pego uma luminária que tenho desde os vinte e poucos anos.

Então, o medo e o pânico me abandonam, sendo substituídos pela empolgação que eu buscava para começar a montar meu novo lar definitivo, aliviada por tê-la deixado esse tempo todo guardada em uma das caixas.

— Você não estava usando essas roupas quando vim visitar anteontem?

Abri a porta da casa nova para Sarah. Ela entra enquanto olho para minha roupa; calça de trilha azul e uma camisa verde chamativa. É então que me lembro da confusão do dia anterior. Parece que só tenho dois conjuntos de roupa. Lavei este ontem para ter o que vestir hoje. Olhei por todos os cômodos espiando algumas caixas que ainda não desfiz e dentro da máquina de lavar, mas não consegui encontrar minhas outras roupas. Será que as deixei em York? Talvez na casa de Gemma?

— Acho que ainda não desempacotei tudo — digo a Sarah. — Não consigo encontrar minhas roupas.

— Elas estão no seu armário, mãe — diz ela em um tom gentil, me levando para o quarto no andar de cima e abrindo uma das portas na parede.

Assim que ela faz isso, cores ganham vida; varões com blusas, pilhas de calças dobradas de forma organizada, suéteres, camisas. Por que eu não tinha visto as portas do armário embutido? Entrei e saí do quarto dezenas de vezes. Tomo a maçaneta da mão de Sarah e abro e fecho a porta algumas vezes. Ainda não consigo entender como não percebi que elas estavam aqui. Deixo a porta aberta como um lembrete e volto para o primeiro andar.

Nos próximos dias, passo pelo quarto de hóspedes, sempre notando a porta aberta. Entro e passo as mãos pelas roupas. Tiro coisas diferentes do armário todos os dias, sem precisar lavar cada peça conforme a uso.

Alguns dias depois, estou na cozinha preparando uma xícara de chá. É uma cozinha pequena, menor que a da minha casa em York, e há uma porta que leva ao corredor e outra que dá na sala. Mas as duas estão fechadas hoje. Eu me viro para pegar o leite na geladeira e, de repente, fico completamente desorientada. Olho de uma porta para a outra, confusa. Para onde elas vão? A ansiedade começa a aumentar em meu peito, e, por um instante, tenho medo de abri-las, sem saber o que está por trás delas nem aonde me levarão. Minha respiração se torna ofegante, meu coração dispara. Estou perdida dentro da minha casa. Seguro uma das maçanetas e espio atrás da porta, hesitante. É a sala, vazia, silenciosa. Vou até lá, depois volto para a cozinha, fechando a porta atrás de mim. Quando me viro, acontece de novo. Então abro as duas portas, saindo para o corredor, indo para a sala, voltando para a cozinha, um circuito contínuo que percorro uma vez atrás da outra, até meu coração se acalmar. Novamente na cozinha, noto algo brilhante sobre o peitoril da janela — uma chave de fenda. Pego-a e começo a soltar as portas das dobradiças. Eu as apoio no corredor e, de onde estou, consigo ver a cozinha. De volta à cozinha, consigo ver o corredor e a sala, a ansiedade é substituída pela calma.

Um dia depois, estou na cozinha de novo, admirando o vazio que antes era ocupado pelas portas entre os côm odos, me parabenizando pela ideia de removê-las, quando meus olhos são subitamente atraídos para puxadores prateados. Puxo um deles; é um armário, e lá dentro:

— Minhas comidas enlatadas! — exclamo para mim mesma.

Pêssego em calda, pudim de arroz, feijão; estava tudo escondido lá dentro. Foi a mesma coisa que aconteceu no andar de cima; assim como com as portas do armário embutido se mesclando à parede, meus olhos também não viram as portas dos armários da cozinha.

Pego meu notebook, vasculho a internet por uma resposta sobre demência e projetos de cozinha. Encontro informações sobre armários transparentes, mas custaria uma fortuna trocar tudo, e o caos atrás delas faria tudo parecer bagunçado. Fecho um armário de cada vez, me testando sobre o que lembro do seu interior. É como um programa de auditório, em que os prêmios são cobertos e você só pode levar para casa as coisas que conseguir identificar, só que não consigo me lembrar de nada no instante em que a porta fecha. O puxador é a única pista de que há algo lá dentro, e me surpreendo mais uma vez ao encontrar xícaras, tigelas, copos e pratos organizados no interior.

Então tenho uma ideia. Abro um armário de cada vez, tirando uma foto do que há lá dentro, então subo e imprimo todas elas na minha impressora. Desço de novo com uma dúzia de folhas de papel, um rolo de fita crepe, e grudo em cada armário uma imagem do seu conteúdo.

Então subo mais uma vez, faço o mesmo com cada porta do guarda-roupa. Dou um passo para trás e admiro meu trabalho, uma vista do que há por trás dessa parede de portas — como me esquecer de que tenho roupas agora?

Estou sorrindo quando volto para o andar de baixo e ligo a chaleira, a demência vencida de novo.

Porém, alguns dias depois, noto outra coisa.

Sempre que Sarah e Gemma me visitam, usam o banheiro do primeiro andar.

— Eu sempre esqueço que ele existe — digo.

Para mim, é só uma porta fechada, que não leva a lugar nenhum. Passo direto por ela o tempo todo, e não é como se eu pudesse mantê-la aberta como as portas do guarda-roupa para me lembrar.

Mais tarde naquele dia, estou na Barnitts, minha loja de ferragens favorita. É como a caverna do Aladim, que vende absolutamente tudo, até dois pregos se você só precisar de dois. Estou vagando pelos corredores quando noto uma prateleira com letras adesivas. Meus olhos encontram os Ts, e tenho uma ideia.

— Quero estes dois — digo, desencavando moedas suficientes da bolsa para pagar pelos dois Ts.

Em casa, grudo um em cada porta dos toaletes, para não esquecer que eles existem.

Conforme as semanas passam na casa nova, começo a me organizar melhor, decidindo o lugar das coisas e o que precisa mudar. Algumas pessoas me visitam e comentam que não há espelhos, porém eles se tornam cada vez mais confusos e desnorteantes. Para mim, reflexos não mostram mais onde o cômodo termina e onde começa — entrar em um elevador, por exemplo, se tornou uma tarefa hesitante. Nunca sei onde fica a beirada e coloco meu pé cuidadosamente sobre o chão, sem saber se vou tropeçar. Mas há outro motivo para eu não ter espelhos: não quero ver as mudanças que estão ocorrendo em mim. Algumas semanas atrás, assisti a uma entrevista que dei e fiquei triste ao ver a pessoa que me tornei. Eu não falei do jeito que costumava falar e não tinha a mesma aparência de que me lembrava, e sei que as coisas só irão piorar conforme for envelhecendo. Além disso, muitas pessoas que vivem sozinhas e têm demência se assustam ao se depararem de repente com outro rosto em sua casa, então prefiro me acostumar a não ter espelhos por perto antes de chegar nesse estágio.

É possível que a demência tenha mudado a forma como meus olhos funcionam, ou melhor, a interpretação que meu cérebro faz de tudo que eu enxergo? Hoje em dia, até telas de televisão são confusas para mim. Quando elas estão desligadas, ficam apenas pretas, como um buraco na parede. Houve muitas ocasiões em que, ao sair da cozinha, entrei na sala e encontrei um vazio escuro no lugar que minha televisão ocupava. Por um milésimo de segundo, me perguntou se ela foi roubada. Essa perda da realidade, por mais momentânea que seja, faz minha cabeça girar. Já ouvi falar de algumas casas de repouso que disfarçam as telas com uma imagem ou um pano quando elas estão desligadas; talvez eu devesse fazer a mesma coisa.

A casa nova também é confusa de outras formas, já que esqueço que cômodos inteiros existem. Terminei de arrumar o solário duas semanas atrás: um aparador encostado em uma parede e duas poltronas confortáveis viradas para o quintal. Decidi que ali seria o lugar perfeito para sentar e ficar observando o mundo com uma xícara de chá quente em uma das mãos. Mesmo assim, outro dia, percebi que não tinha sentado ali nem uma vez; apesar de ter colocado móveis lá, continuei usando o espaço como um corredor até o quintal. Eu observo os pássaros, mas do meu quarto no segundo andar, olhando por cima das copas das árvores, em vez de observá-los do meu quintal novo, onde os passarinhos passeiam, bicando e comendo minhocas que enfiam a cabeça para fora da terra. O problema não era o cômodo, mas a rotina que criei. A rotina me trazia uma sensação de segurança, e o cômodo novo, não, então segui os hábitos que eu já tinha e que pareciam certos, desperdiçando um cômodo inteiro. Tentei sentar ali, mas fiquei me remexendo na poltrona, inquieta; algo não parecia certo. Suspirei, já desistindo, e voltei para o andar de cima, onde fico confortável. Só que aquilo me incomodava — era um solário tão bonito.

Pensei em todas as pessoas — famílias desejando fazer a coisa certa — que criavam um espaço em seu lar para alguém com demência. Pensei nos grupos de que participei, nos quais as pessoas com demência falavam exatamente sobre isto: como era comum um parente ficar decepcionado ao ter trabalho ajeitando um lugar especial e ver que elas preferiam continuar no mesmo lugar de sempre, porque se sentiam desconfortáveis no novo. Aconchegada na minha poltrona, mas me sentindo culpada, pensei no meu belíssimo solário e senti a mesma pontada de decepção dentro de mim, mas não em relação a alguém específico. Decidi que eu precisava encontrar um novo propósito para o cômodo, algo que me tirasse da velha rotina, então decidi transformá-lo no quarto em que eu sentava para ouvir programas de rádio e podcasts. E aqui estou, com minha xícara de chá, olhando para o quintal enquanto tordos e corruíras voam entre as clematites e madressilvas que crescem sobre a cerca, sacudindo o pólen para as abelhas.

Muitas pessoas lhe ensinaram elementos básicos para fazer consertos por conta própria, mas sua maior professora foi a necessidade de economizar. Simplesmente não havia dinheiro sobrando para contratar um faz-tudo. Por que você pagaria alguém para fazer algo quando podia aprender a resolver tudo sozinha? Você começou seu aprendizado com sua mãe; ela sempre confiava em você para pintar as partes mais baixas da parede sob as janelas, mostrando como ficar atenta às gotas que escorriam do alto, certificando-se de que suas mãozinhas cobrissem todas as partes. Você ficava olhando, fascinada, enquanto ela aplicava o papel de parede, impressionada com a rapidez com que ela ia da mesa de colagem até a parede, removendo todas as bolhas por baixo do papel até ele ficar perfeitamente liso.

Seu próximo professor foi seu vizinho Terry. Depois que o pai das meninas foi embora, era Terry quem lhe dava dicas sobre como prender prateleiras na sala. Ele se oferecia para fazer isso, lógico, mas não era o que você queria; seu objetivo era ser independente — havia uma parte calejada no seu interior que nunca mais queria depender de outra pessoa. Ele só precisava mostrar uma vez: a mão esquerda segura a pá de lixo para juntar a poeira, a mão direita pressiona a furadeira na parede.

— Tem certeza de que não quer ajuda? — perguntou Terry de novo.

— Vou tentar sozinha primeiro, mas chamo você se eu furar algum cabo.

Uma piada — ou pelo menos você esperava que fosse.

Você aguardou as meninas irem dormir, então se sentou no chão com uma xícara de chá e leu as instruções para a instalação das prateleiras de novo. É agora ou nunca, disse a si mesma. Você marcou as paredes, como Terry havia mostrado, ligou a furadeira na tomada e começou. A parede pareceu tremer um pouco, mas você segurou a furadeira com firmeza. Vinte minutos depois, Terry bateu à porta dos fundos.

— Tudo bem?

— Tcharam! — exclamou você, exibindo com orgulho as prateleiras na parede. — Não furei cabos e nem estourei um fusível!

Depois disso, não havia nada que você não estivesse disposta a tentar. O irmão de Julie, Robin, lhe ensinou tudo que você precisava saber sobre o carro: encher o reservatório do limpador de para-brisa, cuidar dos pneus, verificar o óleo. Ninguém podia te culpar por esquecer de algumas coisas.

— Onde você disse que a vareta fica escondida? — perguntou você de novo, enquanto todo mundo ria às suas costas, empoleirados no muro do quintal.

Eles riram das suas perguntas, mas, naquela época, você não fazia ideia do quanto te admiravam também.

Termino meu chá e pego minha mochila para ir embora da casa de Gemma. Ultimamente, tenho me escondido no quarto no mezanino, fugindo da poeirada e da barulheira na minha casa. Não foi fácil aceitar que essa é a primeira casa para a qual me mudo em que não serei eu quem destruirá as paredes e as rearrumará, que minha camisa branca e minha calça preta, salpicadas de tintas outras casas em que morei, agora são tão redundantes quanto eu. Deixei de ser alguém que fazia tudo e me tornei uma pessoa que precisa depender de desconhecidos contratados para fazer um trabalho que antes eu seria capaz de conduzir. Muita gente iria adorar poder ficar à toa, mas eu, não.

Antes de o pintor começar, eu perguntei:

— Você vai cobrir tudo antes de pintar, não vai?

Ele prometeu que sim, mas algo dentro de mim ficou na dúvida. Então, antes de ele chegar naquela manhã, cobri tudo com lonas de plástico — móveis, camas —, só para garantir.

— Uma casa deste tamanho vai levar duas semanas — disse ele.

Tive que me controlar para ficar quieta, sabendo que eu já tinha pintado uma casa inteira como esta sozinha em menos de uma semana. No passado.

Eu havia escolhido cinza para as paredes e um tom mais escuro para os carpetes. Em setembro, visitei a University of the West of Scotland, onde me mostraram muitos espaços organizados de forma mais acessível para pessoas com demência, com o objetivo de ensinar aos alunos de enfermagem como as cores são percebidas pelos olhos de alguém com Alzheimer. Aparentemente, o mais importante era o contraste de cores entre os objetos em um mundo no qual a demência pode embaçar as coisas e transformá-las em uma só — não apenas com memórias, mas também escondendo portas de armários nas paredes, por exemplo. Naqueles cômodos, havia tomadas vermelhas para destacá-las da parede, e tirei muitas fotos com meu iPad, sabendo que chegaria o momento em que eu precisaria me lembrar de todas as coisas úteis que estava vendo. Também havia exemplos do que não fazer: arrumar uma mesa cheia de coisas com jogos americanos, guardanapos e pratos combinando parecia um jeito fácil de tornar o momento das refeições mais confuso, por exemplo.

Alguns dias depois, um homem vem me ajudar a escolher o carpete para casa. Ele senta e tira várias amostras da sua pasta. Sei que antes eu achava fácil ir eliminando sistematicamente cada uma, mas, desta vez, o processo de escolha é desnorteante.

— Já é difícil escolher um carpete normalmente — digo a ele. — Mas é pior ainda quando você tem demência.

Ele guarda metade das amostras na pasta.

— Será que algo de fibras macias seria um problema? — pergunta ele. — Se for um carpete que marca os sapatos, a senhora poderia pensar que as pegadas são de outra pessoa e ficar confusa?

— Nunca pensei nisso — digo. Mas fico feliz por ele ter perguntado.

Ele passa mais tempo me explicando as coisas, certificando-se de que pensei em tudo, e, no fim das contas, me ajuda a escolher um carpete cinza-escuro de fibras médias, que não marcará pegadas.

Os homens que vêm instalá-lo não são tão compreensivos assim. Preciso dar mais dinheiro a eles para tirarem todos os móveis de lugar e então recolocá-los exatamente onde estavam.

— Tenho demência — explico. — É por isso que vocês precisam devolver eles para o mesmo lugar, senão eles vão parar de existir para mim. Vou me confundir se estiverem em lugares diferentes.

Eles concordam com a cabeça, mascando chiclete, parecendo distraídos.

— Talvez vocês possam tirar fotos no celular? — sugiro. — Só para se lembrarem de onde estava tudo.

Há uma pausa, e eles trocam olhares. Vi mesmo um deles revirar os olhos?

— Não se preocupa, meu amor, vamos nos lembrar de colocar tudo de volta.

Fico na cozinha, observando-os trabalhar, mas então eles vão para o solário, e sei que preciso ir embora; sinto um aperto no peito, minhas mãos estão suadas. Tenho um mau pressentimento sobre isso. Enquanto me preparo para sair, noto que a televisão foi afastada da parede, os cabos pendurados atrás dela. Tiro uma foto deles com o celular, só para o caso de não estarem conectados quando eu voltar.

Retorno várias horas depois.

— Terminamos — dizem eles em um tom alegre, e fecho a porta quando vão embora.

Ando pela casa, satisfeita com a cor, feliz por pelo menos os homens terem ido embora. Olho para a televisão no canto, os cabos soltos atrás dela, nada conectado. Pego o celular e sento no chão, usando a imagem como um guia para conectar tudo de volta ao lugar.

Alguns dias depois, entro no solário e encontro um vaso. Eu o seguro, deixo o frio do vidro brilhante gelar minhas mãos. Onde vi este vaso antes? Então penso nos homens que instalaram o carpete. *O que mais está fora do lugar?* Mas obviamente é impossível lembrar onde tudo ficava antes.

Abro o micro-ondas e suspiro: outra cumbuca de mingau. Quem sabe há quantos dias ela está aí. Eu a puxo do prato. Alguns grãos de aveia grudentos, leitosos, transbordaram da cumbuca, e preciso arrancá-la do seu lugar endurecido — uma pista de quanto tempo ela está esperando por mim. Analiso o conteúdo em seu interior, jogando-o no lixo com o auxílio de uma colher, depois a coloco na pia. Será que foi ontem? Hoje? Dois dias atrás? Eu tomei café hoje de manhã? Encaro o smartwatch no meu punho como se pudesse me oferecer uma resposta. Ele me encara de volta, vazio.

Sei que havia uma época em que eu gostava de cozinhar, quando não precisava me planejar com antecedência nem programar um despertador — que, mesmo assim, é imediatamente esquecido — para preparar um mingau. Nessa época, não havia cumbucas abandonadas no micro-ondas, com o conteúdo já seco grudado na porcelana. Sei que as coisas eram diferentes. Eu tinha um prato favorito, meu famoso curry, preparado todo do zero, com pitadas de uma coisa aqui e outra ali, ervas e temperos triturados juntos, os aromas que dominavam minha cozinha. No último verão em que convidei amigos para jantar, precisei me fechar na cozinha com cadeiras bloqueando o caminho para me impedir de sair andando pela casa e me distrair com alguma coisa. Foi estressante preparar a comida, coordenando várias panelas e frigideiras; se tornou impossível fazer tudo ao mesmo tempo. O pânico tomou o lugar de qualquer alegria que eu sentia ao cozinhar.

No começo, diminuí o ritmo — apenas duas panelas no fogo ao mesmo tempo. Eu ainda conseguia preparar uma refeição. Só que, depois que as panelas estavam tampadas, como saber o que havia dentro delas? Com frequência, eu acabava com o fundo da panela queimado e o guincho dos alarmes de incêndio soando por muito tempo depois de eu desistir de limpá-la. Fiz amizade com a brigada de incêndio local, que veio instalar mais alarmes na minha casa, mas isso só tornou o barulho mais alto sempre que eu queimava alguma coisa.

Passei a me limitar a uma panela. Um dia, eu estava sentada na minha poltrona, conversando com Sarah pelo FaceTime, quando franzi o nariz.
— Que cheiro horroroso é esse? — perguntei.
— Você não está cozinhando, né, mãe?
Ela deve ter visto o brilho de reconhecimento no meu olhar antes de ele alcançar meu cérebro.
— Me leva na cozinha com você — disse ela.
Então encontrei a única panela deixada no fogo, o conteúdo tostado de algo impossível de identificar. Criamos a nova regra de que ela não ligaria mais nos horários das refeições.
Comprei um timer depois disso, amarelo-vivo, que me avisaria quando houvesse comida na panela. Mas sua cor não faria diferença nenhuma se eu me esquecesse de programá-lo.
Não é apenas a alegria de cozinhar que foi perdida, mas a de comer também. Sempre adorei comida, cogumelos e pimenta em específico — eu os colocava em tudo. Mas agora é normal comprá-los e depois encontrá-los secos e murchos no fundo da geladeira. Até minhas papilas gustativas se esquecem do gosto das minhas comidas favoritas. A forma como cozinho, a forma como me alimento, a forma como sinto os gostos, tudo está mudando.
No outro dia, comi cogumelos. O sabor era o mesmo de sempre, mas não fui recompensada com o mesmo prazer — o sinal enviado ao cérebro, a dopamina liberada. Foi só um gosto, igual a todos os outros. Ele perdeu toda a importância para mim. Talvez não seja apenas o meu

cérebro que esteja se dissipando, mas a memória de outras células vivas também. Comer simplesmente deixou de ser prazeroso. Eu me alimento para sobreviver, mas qual é a graça disso? E se eu me esquecer de comer, um brilho no meu pulso me lembra, então preparo um sanduíche, ou uma salada, algo que não acione o alarme de incêndio. Algo sem graça e sem gosto, que como rápido, antes de eu me distrair e sair andando pela casa e acabar encontrando a alface marrom e enrugada sobre o prato no dia seguinte.

Foi um jeito engraçado de se apresentar aos novos vizinhos — em cima do telhado do galpão. Havia outras mil tarefas para serem feitas, mas o dia estava tão bonito na mata selvagem que era o quintal dos fundos, e, enquanto as meninas brincavam na grama alta, você resolveu arrumar o telhado do galpão antes de outra tempestade. Deve ter sido o som das marteladas do isolamento novo nas telhas que fez a vizinhança sair de casa para dar oi.

— Tudo bem aí em cima? — Veio uma voz do quintal imaculado ao lado.

Você instantaneamente teve inveja do gramado verde perfeito e olhou para o seu emaranhado de ervas daninhas e arbustos, que ultrapassava a cabeça das meninas.

— Estou bem, obrigada, só vim trocar o isolamento do telhado.

— Dá pra ver. Não é sempre que a gente encontra uma mulher em cima de um telhado. Quer ajuda?

Você tentou disfarçar o suspiro que escapou entre os seus lábios. Não seria educado dizer ao novo vizinho sua opinião sincera sobre o comentário dele.

— Bom, é melhor você ir se acostumando, porque tem bastante coisa a ser feita aqui!

O homem riu em resposta, até a esposa dele aparecer ao seu lado.

— Ele também devia dar uma olhada no telhado do nosso galpão — disse ela, dando uma cutucada nele. — Tenho certeza de que as telhas de lá também precisam ser trocadas.

Ela piscou para você enquanto o marido inventava uma desculpa para voltar para dentro de casa. Você seguiu prendendo o isolamento no telhado enquanto as meninas iam e vinham naquela tarde ensolarada. A casa nova ficava em uma rua sem saída, e elas adoravam o fato de que podiam ficar perambulando em suas bicicletas, conhecendo todos os vizinhos. As duas logo voltavam para buscar por tesouros na grama alta.

— Tem uma mesa aqui, mãe — gritaram elas, suas vozes abafadas pelo matagal.

— E encontrei uma bola de tênis velha — disse Gemma, segurando-a ao sol.

— Uma corda! — gritou Sarah enquanto as duas a puxavam do mato, fingindo que era uma cobra.

Durante os próximos dias, você cortou tudo, e o quintal apareceu, comprido e estreito. Depois que as ervas daninhas foram removidas, deu para ver que a cerca estava uma vergonha, então você a pintou, um painel de cada vez, sendo observada pelo novo vizinho, que nitidamente estava torcendo para que a esposa não tivesse mais ideias sobre novas tarefas para ele.

Estou voltando para casa depois de ir nas lojas, virando à direita em minha nova rua, minha mão no corrimão branco ao lado do caminho, olhando para o pasto onde os pássaros vão e vêm de árvores que os protegem. Viro à direita de novo, passo pelo caminho do jardim, chego à porta da frente e procuro a chave no meu bolso. Só que, de repente, algo parece fora do lugar. Estico a mão, e a maçaneta não está onde deveria. Como isso aconteceu? Como uma maçaneta muda de lugar? Dou um passo para trás, hesitante, e olho de novo. Ela está à direita. Ela nunca está à direita. Geralmente, fica à esquerda. Dou outro passo para me afastar da porta, e então o jardim chama minha atenção; ladrilho onde deveria haver terra. Então olho ao redor, notando os vasos e as flores da casa vizinha. *Meus* vasos e flores. Por que a minha casa está ali? Por que estou aqui? Olho de novo para a porta, e a ficha cai lentamente. Esta não é a minha casa. Esta não é a minha porta. Volto correndo com minha sacola de compras. Por um instante, paro no fim do caminho e olho ao redor: três casas idênticas, três caminhos idênticos. A minha é a do meio, é lógico. Mas isso não estava óbvio o suficiente. Sigo apressada para a minha casa, a chave encaixando na fechadura.

Acontece de novo alguns dias depois, só que, dessa vez, meu vizinho coloca a cabeça para a fora da porta quando entro no caminho de sua casa.

— Olá, Wendy — diz ele com um sorriso.

— Ah — respondo, ficando imóvel. — Daqui a pouco vou achar que sou dona da rua inteira!

— Não tem problema — diz ele.

Mas estou com vergonha. Tem problema. Não sou eu, é a doença. Mas como meus novos vizinhos vão nos diferenciar?

Uma semana depois, estou andando por York e me deparo com uma pequena feira de produtos artesanais. Há besteirinhas, lembranças de York, coisas inspiradas em toda a história ao redor, mas uma em específico chama minha atenção, uma barraca cheia de azulejos coloridos, cada um exibindo um lugar lindo na cidade — a Shambles, a catedral —, e há alguns do lado pintados com flores. Tenho uma ideia.

— Você tem azulejos pintados com não-me-esqueças? — pergunto.

— Não, sinto muito, não tem muita procura — responde o homem.

Olho ao redor, não há ninguém esperando para ser atendido, então explico a ele a importância da flor não-me-esqueças, como ela é um emblema para pessoas com demência, como seria útil se eu pudesse pendurar uma na minha porta.

— Ela me ajudaria a achar minha casa — digo a ele.

Leva um ou dois segundos antes de eu ver que o que falei foi assimilado. Ele anota meu e-mail e promete entrar em contato.

Algumas semanas depois, um pacote chega. Ele é pesado, e o carteiro o coloca no meu corredor com delicadeza. Eu o abro, e seis azulejos pintados com as não-me-esqueças me encaram de volta, um azul-claro lindo, que é idêntico ao de suas pétalas, destacado pelas folhas verde-escuro, e envernizado de um jeito que as faz brilhar. No mesmo dia, um e-mail chega: *Querida Wendy, fiquei muito emocionado com a sua história sobre como você não consegue reconhecer sua casa. Por favor, aceite os azulejos como um presente meu.*

Naquela mesma manhã, colo na parede um de cada lado da minha porta da frente, e me afasto para admirar como seu brilho é visto do caminho — um farol que me guia para casa. Que presente maravilhoso.

Lembra do Natal de quando você tinha nove anos? Como você poderia esquecer? Bem, isso não é óbvio?

Naquela época, a graça não eram os presentes; era apenas o faz de conta do Papai Noel, a magia no ar, acordar e se perguntar se ele tinha passado ali. Você foi dormir na véspera do Natal, empolgada como sempre, apertando os olhos na esperança da chegada do sono e de outra pessoa. Se você prestasse muita atenção, tinha certeza de que escutaria os sinos do trenó. Foi assim que deve ter caído no sono.

Pela manhã, a casa estava silenciosa e estática, ninguém havia acordado, e a noite ainda pairava nas janelas por trás das cortinas, a aurora à espreita. Você saiu de fininho da cama e foi para a sala, espiando o canto do sofá onde os presentes geralmente esperavam. Só que, naquele ano, você não encontrou nada. O coraçãozinho em seu peito se apertou. Ele não tinha vindo. Lágrimas surgiram em seus olhos por um instante antes de você ver o bilhete.

"Olhe na cozinha", estava escrito.

Deve ser dele.

Então você cruzou o corredor e no mesmo instante ficou imóvel —, com seu coração, antes momentaneamente partido, agora se recuperando e batendo disparado, como se estivesse pronto para pular do peito de tanta empolgação. Porque bem ali, apoiada na mesa, estava a bicicleta amarela e azul mais brilhante que você já tinha visto.

Falta apenas uma semana para o Natal, e Londres está mais brilhante — e molhada — do que o normal. Viajei até a capital para ir ao concerto Carols by Candlelight da Alzheimer's Society na igreja de St. Paul em Knightsbridge, com Gemma e Stuart, e estamos em um táxi atravessando a cidade. De todas as janelas, o mundo lá fora parece brilhar com pisca-piscas, e as pessoas caminham rápido com sacolas cheias de presentes por todas as ruas. A igreja está lotada, abrigando entre seiscentas e setecentas pessoas, incluindo muitos convidados famosos — pelo que me contam quando chego —, e sinto meus dedos apertando o discurso que escrevi especialmente para a ocasião.

A missa começa, e cantamos as muitas canções natalinas que conheço tão bem, letras que ainda não foram roubadas pela demência. Enquanto canto, me sinto grata pelo fato de essas músicas terem sobrevivido por tantos Natais. Há certa segurança na familiaridade desta época do ano, nas tradições que vêm e vão, marcando o fim de mais um ano.

Finalmente, chega a hora do meu discurso, e vou até o púlpito. Gemma olha para mim da plateia.

— Sou grata pelo amor e apoio das minhas filhas em todas as épocas do ano, mas o Natal é um momento muito especial para as famílias, e ele ganhou uma nova importância depois que fui diagnosticada — digo. — O Natal simplesmente me mostra como tenho sorte e como ter pessoas amadas por perto é essencial. Sei que nem todo mundo é tão sortudo quanto eu, então é especialmente importante aproveitarmos este período do ano para pensarmos naqueles que são menos favorecidos do que nós. Um simples "olá e feliz Natal" para alguém do seu bairro pode fazer toda a diferença do mundo durante as festas de fim de ano.

Depois, um grupo chamado Singing for the Brain [Cantando para o cérebro, em tradução livre] sobe ao altar. O coral é formado por pessoas que vivem com demência, algumas das quais já tiveram a capacidade de falar roubada, apesar de a música lhes devolver uma forma de se comunicar. Eles cantam "Noite feliz" juntos, e sinto os pelos nos meus braços se arrepiarem enquanto escuto suas vozes.

Mais tarde, vamos embora e, na manhã seguinte, seguimos de volta para Yorkshire de trem. Agora faltam poucos dias para o Natal; o vilarejo está iluminado com lâmpadas coloridas penduradas nas janelas de cada casa. Esta noite, os moradores locais estão caminhando no escuro em direção ao lago dos patos para cantar cantigas de Natal juntos. A multidão se reúne ao redor de um realejo antigo; nós nos aconchegamos uns aos outros para nos proteger do frio cortante, então olho ao redor para minha nova comunidade, pensando que a mudança acabou não sendo tão ruim assim. Nós cantamos todas as canções antigas, todas trazendo lembranças de Natais passados, memórias que achei que estavam perdidas para sempre: a nova bicicleta brilhante, um petisco de camarão, um chapéu de papel deslizando sobre meu nariz.

A cantoria termina e as crianças se reúnem no fim da rua, o ar gelado ganhando vida com suas conversas. E então há um brilho de luz, a silhueta do Papai Noel aparece, e vejo o homem em carne e osso. Ele caminha pela rua, acenando para todas as crianças e distribuindo presentes. Vejo os olhares em todos os rostos pelos quais ele passa e sinto a mesma coisa; estou recuperando a magia agora.

Os garfos e facas eram mais pesados do que aqueles que vocês usavam em casa, era assim que dava para saber que o Natal havia chegado. Sua mãe não gostava de cozinhar, então a ceia sempre acontecia em um restaurante. Você teria feito de tudo para ficar em casa brincando com a bicicleta nova, mas sua barriga estava roncando, então falou para si mesma que ela estaria te esperando voltar.

Seu pai dirigiu a van cor de creme, e você foi empoleirada no seu banco improvisado na traseira, rindo enquanto sacolejava, todo mundo estava de bom humor porque era Natal. Quando abriram a porta traseira, você saiu rolando, só para arrancar risadas.

À mesa, todos abriram seus biscoitos de Natal, e, como você era a mais nova, os adultos te deram as lembrancinhas que vinha dentro deles. Você arrumou todos em uma fileira organizada sobre a toalha branca engomada. O chapéu de papel era grande demais para a sua cabeça e ficava escorregando, caindo sobre seu nariz, então, quando os petiscos de camarão chegaram, você precisou comer com o nariz empinado, o pescoço curvado para trás só para *mantê-lo sobre sua cabeça, como os outros. Você observou os garçons e as garçonetes apressados enquanto atendiam sua mesa, todo ano se perguntando por que eles não estavam em casa jantando com as famílias. Quando chegou a hora de comer o peru, havia tanta comida no seu prato que você não sabia por onde começar, mas no fim sempre sobrava espaço para o pudim de Natal inglês, quando você separava as frutas escuras, torcendo para a moeda estar escondida no seu pedaço.* Você procurava rápido, certa de que a sua colher acertaria o pacotinho de papel culinário marrom que a envolvia. Mas então um grito vinha do outro lado da mesa enquanto outra pessoa o erguia no ar, e, naquele ano específico, seu coração se apertou — até você se lembrar de que uma nova bicicleta a aguardava em casa.*

Para todos que comemoram o Natal, ele se divide em passado, presente e futuro. Mas, para mim, o passado não existe e o futuro é assustador demais para ser contemplado. Tudo que me resta no Natal é o presente. Estou sentada na sala da casa de Gemma e Stuart enquanto Billy se enrosca em minhas pernas, se esforçando muito para não focar na árvore de Natal e seus penduricalhos que balançam de um lado para o outro, provocando-o. Vejo meu reflexo em um deles e, por um instante, não reconheço a pessoa

---

* Típico das festas de fim de ano na Grã-Bretanha, sobretudo o Natal, o *Christmas pudding* [pudim de Natal], também chamado apenas de "pudim de ameixa", é uma sobremesa feita com frutas secas, na qual, tradicionalmente, uma moeda de prata é escondida, garantindo a sorte de quem a encontrar.

que me encara de volta. Sei que essa nem sempre fui eu. Sinto um desconforto por estar sentada em uma poltrona, ouvindo o barulho de panelas e frigideiras do outro lado da parede. O que o Natal significava para mim? Há um vazio na minha mente onde antes ficavam os Natais anteriores.

Em vez disso, me concentro no que ele significa agora. Sei que a demência o transformou, mesmo que não consiga entender por quê. Este é um momento para as pessoas se reunirem, para grupos grandes se apertarem ao redor de uma mesa, muitas em bancos improvisados e emprestados dos mesmos convidados que os ocupam. Mas essas grandes refeições em família são demais para mim agora, o barulho de garfos e facas nos pratos disputando a atenção com as vozes que se destacam por cima dele, cruzando a mesa em níveis variados de volume. Sei que é por isso que educadamente recuso o convite para jantar na casa dos pais de Stuart todo ano. Eu adoraria ir, mas sei que tudo se tornará muito atordoante e acabarei não sendo eu mesma lá, apenas uma versão quieta que se esforça para entender o que está acontecendo.

Entendo que não posso mais mudar os móveis da casa de lugar para abrir espaço para um pinheiro de 1,80 metros. Móveis em lugares diferentes me deixariam confusa demais. Em vez disso, o Papai Noel fica apertado no peitoril da janela, junto com meu gato de cerâmica. Todo mundo precisa se apertar um pouco agora, para dar espaço para a demência. Sei que não consigo comprar presentes como antes, que as multidões me deixariam em pânico. Lembro que era exatamente por isso que eu ficava empolgada antes, pela oportunidade de ver os olhos das pessoas brilhando ao encontrar algo interessante nas lojas, imaginando a felicidade no rosto do seu ente querido ao abrir seu presente. Agora, se eu quiser entrar no clima natalino, escolho os momentos com cuidado. Posso dar uma olhada nas lojas, porém o melhor horário é no começo da manhã, ou na saída das escolas, quando não serei pressionada contra caixas registradoras ou prateleiras por clientes desesperados para chegar em casa. E sei que as pessoas cansam de assistir aos mesmos filmes que são repetidos na televisão durante o fim do ano, mas adoro assisti-los de novo. Tentar acompanhá-los nunca é cansativo, já que ainda existe uma familiaridade.

O Natal costumava ser uma época sociável, mas a pessoa que sou agora prefere buscar os momentos mais tranquilos. Eu e Billy passamos muito tempo no quarto do mezanino de Gemma, sentados em silêncio, descansando do barulho da televisão ligada ou de panelas, amigos e parentes que os visitam. As pessoas podem se ofender quando você prefere não participar, mas grandes reuniões podem ser atordoantes para pessoas com demência, então é bom poder tirar um momento para se isolar quando for necessário, e participar do evento quando você sentir vontade. Uma vez, uma mulher com demência me contou em um dos grupos que adorava preparar a ceia de Natal todo ano.

— Agora, não me deixam nem pisar na cozinha — disse ela.

Sua família achava que era perigoso demais, que impedi-la a deixaria em segurança. Afinal de contas, quem não quer descansar no Natal? Mas foram convencidos a deixá-la misturar alguma coisa em uma panela para que ela não se sentisse tão inútil.

— Meu Natal foi maravilhoso — me contou ela em janeiro, seus olhos brilhando com a memória levemente desbotada, mas ainda presente.

— Bom, você não ia conseguir colocar fogo na casa com uma colher de pau, não é? — digo. — Mas isso também significa que você não vai precisar ser salva por um monte de bombeiros bonitões!

Nós duas rimos como adolescentes.

Vale lembrar, antes que outro ano termine, que mesmo que nossas memórias se dissipem, não é tarde demais para criarmos novas.

Quantas vezes tiramos um momento no dia para simplesmente parar? Nós passamos a vida correndo de um lado para o outro, nos dividindo entre tarefas, pessoas, nosso trabalho e nossa casa. Nos sentimos culpados quando ficamos à toa. Até chegarmos a um ponto da vida em que algo nos obriga a ficar completamente parados. Para mim, foi o bloqueio na minha cabeça, aquele que fez todos os caminhos conhecidos se tornarem um mistério de repente. Tarefas simples, como sair do banho, se tornaram cheias de incertezas. Duas torneiras se transformam em uma grande questão: qual é a da água fria? Eu as decorei com um adesivo vermelho e um azul para lembrar.

Aconteceu algo diferente outro dia. Fui lavar o cabelo com shampoo e, quando o esfreguei nas mãos, meus dedos sentiram sua textura pegajosa, fiquei com uma sensação estranha. Olhei para meus pés, mas não havia água correndo para o ralo, nenhuma espuma sendo levada. Eu tinha me esquecido de ligar a água e molhar meu cabelo primeiro. Não houve vergonha — não havia ninguém ali para ver —, apenas tristeza. Como eu tinha chegado àquele ponto? Coisas que antes eram feitas automaticamente agora exigem muito raciocínio e concentração e até lembretes. Quando bebês dão seus primeiros passos ou aprendem a se alimentar, nós entendemos quantas ações e processos de raciocínio essas coisas exigem. O mesmo acontece com a demência, só que ao contrário. Essas mensagens não estão sendo enviadas e recebidas como eram antes. Elas são lentas, ou somem completamente.

Ao longo do dia, meu iPad e meu telefone tocam: *Comer*; *Tomar remédios*. Preciso me fechar na cozinha com cadeiras quando preparo um sanduíche ou uma salada, para não sair andando pela casa e me esquecer completamente de comer. Desci no outro dia e vi que não havia louça nenhuma no meu escorredor. Percebi que devo ter esquecido de jantar na noite anterior. Olhei na geladeira e encontrei uma refeição pronta, largada ali.

Então, agora, abraço essas oportunidades de parar, de tirar uma folga de um mundo que se torna cada vez mais difícil de habitar. A fonte em York sempre é um lugar tranquilo para fazer uma pausa no meio da agitação das pessoas que correm de um lado para o outro fazendo compras. Não sei há quanto tempo estou sentada aqui, apreciando o som da água, o jorro incansável dos jatos, um ritmo que não é cansativo demais para o meu cérebro. O aroma de lírios recém-cortados vem na minha direção de uma barraca de flores próxima; sorrisos de crianças tentando convencer suas mães atarefadas a parar para olhar a vitrine da loja da Disney; mesas e cadeiras diante de uma cafeteria e a música de um violinista que preenche o ar entre elas, um chapéu aos seus pés implorando para ser preenchido por moedas como recompensa. Então dois rostos sorridentes se aproximam de mim.

— Olá — diz uma das moças. — Podemos sentar com a senhora?

Eu abro espaço, feliz.

— A senhora não vai se lembrar da gente, mas somos estudantes de enfermagem — diz a outra. — A senhora foi à nossa faculdade com sua filha, e adoramos sua palestra. Nós a seguimos no Twitter.

— Ah, que legal ouvir isso — respondo.

Elas ficam ali por um tempo, e batemos papo. As duas me contam sobre suas férias de Natal e os trabalhos que estão fazendo, e, por um segundo, a memória de algumas semanas atrás volta, das estudantes de enfermagem se ajeitando em suas cadeiras e me dizendo que não esperavam que uma pessoa com demência conseguisse dar uma palestra como aquela.

— Até a demência precisa começar de algum jeito — eu tinha dito a elas, que se empertigaram e passaram a prestar bem mais atenção.

Concluímos nossa conversa, e as meninas seguem com seu dia; decido passar mais um tempinho no meu momento de tranquilidade, ouvindo o som dos jatos de água e das conversas dos transeuntes, apenas observando, esperando. Mas posso ter esquecido o motivo.

Você se lembra da adolescência das meninas, ou essa é uma fase que poderia ser roubada pela demência sem muita relutância? Tendo duas adolescentes em casa, seria compreensível. A sua carreira estava decolando nessa época. Você recebia cada vez mais responsabilidades, organizando a agenda das fisioterapias com confiança, mantendo lembretes mentais sobre quem precisava ser informado sobre o que, sem jamais precisar anotar nada. Foi então que você percebeu como sua memória era especial. A troca entre administrar o escritório e sua casa era feita em um piscar de olhos, aproveitando o trajeto de volta do trabalho para avaliar se as meninas tinham uniformes limpos para a escola no dia seguinte ou se você precisaria chegar em casa e lavar roupa, ou lembrar se precisava levá-las ou buscá-las em algum lugar. O seu cérebro não se cansava como o meu; ele era ativo e alerta o tempo todo. Precisava ser.

Você subia, pegando a pilha de roupas recém-lavadas no caminho, depositando uma pequena pilha na frente da porta das meninas. Uma porta se abria, e a música ficava mais alta.

— Oi, mãe — *dizia Sarah.*

Você a seguia para dentro do quarto, sentava na cama, perguntava sobre o dia dela, lembrando-se de tudo que ela havia contado no dia anterior sobre os dramas com amigos e os trabalhos que ainda não tinham recebido notas.

— *Estou morrendo de fome, o que vamos lanchar?*

Você voltava para o andar de baixo e começava a preparar a comida. Então ouvia portas de armário sendo abertas, via um rosto espiando dentro da geladeira.

— *Como foi seu dia, Gemma?* — *perguntava você por cima do ombro, absorvendo os detalhes de tudo que ela contava, sempre interessada.*

*Agora, acho fascinante como você conseguia fazer tudo, porque não havia ninguém para ajudar. Você era mãe, pai, motorista, chef de cozinha, psicóloga, jardineira e empregada, tudo ao mesmo tempo. Não que isso a incomodasse. Você lutava contra a culpa que toda mãe trabalhadora sente por não estar em casa o tempo todo. Dizia para si mesma que teria tempo de recompensá-las quando elas fossem mais velhas. Naquela época, você nem imaginava que esse tempo teria prazo de validade, que chegaria o dia em que seus papéis se inverteriam de forma tão dramática. Naquela época, você gostava de ser tudo e **também uma mãe**. Agora, na minha situação, este último é o único papel que você queria continuar fazendo bem.*

O mundo da demência pode ser solitário. Ele traz incertezas, então nem sempre sei em qual mundo estarei hoje. Sinto falta de me sentir necessária e útil, então me esforço para encontrar meu lugar. No começo, achei amigos em fóruns na internet, pessoas com quem conversar que me entendiam, um espaço seguro em que eu não precisasse me explicar. Na época em que eu trabalhava, passava boa parte das minhas noites vasculhando listas de assuntos em fóruns, tentando encontrar aqueles que melhor descreviam meus sentimentos. Às vezes, eu me chocava com a negatividade das coisas que lia, com o quanto aquilo era diferente da minha realidade. Lembro de uma filha que contou que havia decorado um quarto especialmente para a mãe, mas não entendia por que ela se recusava a entrar lá. O motivo óbvio — que era difícil por ser diferente do espaço que ela conhecia como o próprio quarto — não aparecia em nenhuma das respostas. Em vez disso, outros cuidadores escreviam sobre como aquilo era horrível, que a filha simplesmente precisava aceitar a realidade. "Nada do que você fizer será suficiente", alguém dissera, sem ajudar de forma alguma.

Eles não entendiam.

Mas os médicos também não. Nosso primeiro contato era o clínico geral, que me disse para eu nem me dar ao trabalho de tomar donepezila, porque não funcionava. "Então se coloque no meu lugar", disse eu. "Você foi diagnosticado com demência, e a donepezila é o único medicamento no mercado. Você pararia de tomá-lo?"

Ele não respondeu. Mudei de clínico geral.

Durante uma das primeiras conferências em que dei uma palestra, a pessoa que se apresentou antes de mim falou sobre o "comportamento desafiador" das pessoas com demência. Fiquei tão triste que imediatamente tirei uma caneta da bolsa e reescrevi uma parte do meu discurso para falar sobre o comportamento desafiador dos profissionais da saúde, cujas respostas ignorantes nos afetam. Fiz isso pelas muitas pessoas com demência que não conseguem se comunicar assim.

Porque as pessoas não entendem.

E quanto mais experiências parecidas tive, mais a tristeza foi crescendo dentro de mim. Então me ofereci para participar de mais e mais pesquisas. Concordei em ajudar com a seleção de candidatos para o doutorado na Universidade Bradford. Eu me ofereço para participar de comitês de pesquisa, para dar palestras para duzentos estudantes de enfermagem e lembrar a eles que pessoas com demência podem até se esquecer dos detalhes dos cuidados que recebem, mas se lembram de como se sentiram: um toque ou um sorriso são muito importantes. Participo de pesquisas de mercado para bancos que querem tornar suas agências e serviços virtuais mais acessíveis para clientes com demência. Participei até do Desafio do Primeiro-Ministro sobre Demência em 2020, porque o objetivo do Desafio é nos tornarmos os melhores do mundo em cuidados e apoio aos cuidadores, além de líder nas pesquisas, e não havia uma pessoa com demência na comissão original.

Nem eles entendiam.

A aposentadoria que eu antes planejava foi perdida para uma doença pela qual eu não havia pedido, mas, agora, estou mais ocupada do que nunca.

Digo que isso é o meu sudoku. Algo que exercita meu cérebro, expondo-o a novas conversas, pessoas e ambientes, toda semana. Até planejar uma viagem para Londres faz meu cérebro latejar de confusão. Mas eu vou.

Qual é a alternativa? Passar o dia todo sentada, esperando a deterioração acontecer mais rápido? Permitir que o avanço da doença acelere? Não é melhor manter as células do cérebro que funcionam bem trabalhando por mais tempo?

E há outro motivo para eu aceitar dar palestras, fazer avaliações ou escutar: não sei quando será minha última chance ou quando as pessoas vão parar de me convidar. A demência coloca tudo tão em foco que as semanas em que não tenho planos me deixam em pânico. E se eu tiver esquecido alguma coisa?

Porque já esqueci. Porque esqueço.

Você permaneceu no departamento de fisioterapia por cinco anos e sempre gostou muito de lá, mas conhecia o lugar de cabo a rabo e se tornou impossível ignorar a sensação de que estava na hora de um novo desafio. Você nunca quis nada que fosse fácil. Você leu no jornal sobre uma nova iniciativa, uma linha telefônica de apoio, a NHS Direct, e um call center que abriria na cidade. Depois de vasculhar o jornal toda semana em busca de anúncios de vagas, você os encontrou: conselheiro de saúde para a linha de apoio. O trabalho aconteceria em turnos, mas as meninas estavam mais velhas. Elas conseguiam se virar melhor sozinhas, mas você ainda sentiu necessidade de conversar com elas antes de sentar à mesa da cozinha para escrever sua carta de inscrição — você sempre foi mãe em primeiro lugar. "Tenta", disseram as duas.

Você conseguiu o emprego — é óbvio que conseguiu, você era tão competente, tão diferente de mim. É bem provável que você consiga se lembrar da luz piscando na tela, uma das primeiras ligações a chegar, e era sua vez de atender.

— NHS Direct, aqui é a Wendy, como posso ajudar?

Uma voz nervosa soou do outro lado, uma mulher buscando traduzir em palavras a preocupação que sentia pela filha adolescente com anorexia e como precisava de um número de telefone que oferecesse apoio a pessoas com distúrbios alimentares. Você encontrou o número e percebeu o alívio na voz dela ao ouvi-lo. Ela estava prestes a desligar quando você fez outra pergunta.

— E você?

Houve um momento de silêncio do outro lado da linha. Ao olhar para sua tela, ficou aliviada ao ver que não havia outras ligações em espera; uma pequena e rara oportunidade de fazer a diferença.

— Não esqueça que você também precisa se cuidar — disse você em um tom um pouco hesitante, sem querer ofender. — Se ficar doente, como vai ajudar sua filha? Existe um grupo de apoio para pais também. Quer o número?

O silêncio pairou na ligação, assustando-a por um segundo. Você era nova naquele trabalho, estava com medo de ter passado do limite, mas queria muito ajudar.

— N-ninguém nunca perguntou sobre mim antes — finalmente respondeu uma voz tímida.

Você conseguia sentir as lágrimas que acompanhavam a frase. E suspirou por dentro.

— Bom, você nunca ligou pra gente antes — respondeu você, torcendo para ela escutar seu sorriso, onde quer que estivesse.

Você baixou o telefone e olhou para o tijolo que era seu celular, posicionado ao seu lado sobre a mesa, algo que mal conseguia bancar, mas que lhe dava paz de espírito por suas meninas adolescentes terem uma forma de entrar em contato caso precisassem de alguma coisa.

Naqueles primeiros dias, o volume de ligações era baixo, então, nos intervalos entre as luzes piscando na tela, uma enfermeira apareceu com um rolo de plástico-bolha para tirar uma soneca entre as ligações. Você ria com as outras funcionárias sempre que a enfermeira se virava no sono e estourava dezenas de bolhas, e, no fim de cada turno, você voltava para suas meninas em casa, deitando a cabeça no travesseiro, satisfeita por saber que outras pessoas também dormiriam bem por ter acesso a serviços e ajuda médica. Foi então que você entendeu, enquanto caía no sono, que conhecimento não era apenas poder, mas um conforto.

Pego meu iPad, abrindo sua capa e colocando o teclado em posição, e então apenas o encaro. Faz um tempo. Fiquei tão ocupada algumas semanas atrás que decidi que merecia uma folga, então meu iPad passou as últimas três semanas sem uso, e hoje é meu primeiro dia de volta. Tenho um texto atrasado para escrever para o blog, pesquisas para fazer, e-mails para abrir. Sei que tenho uma longa lista, mas meus pensamentos subitamente parecem paralisados. O que faço agora?

Da minha mesa, olho para a janela, buscando inspiração no céu azul do mundo exterior, e volto a encarar o iPad. Nada me vem à mente. Minhas mãos permanecem diante de mim, paradas, ignorantes sobre a tarefa que antes executavam. Há um sinal fraco sendo enviado do meu cérebro. *Vamos*, sussurra ele, *abra o e-mail*. Mas meus dedos não obedecem. Eles não sabem o que fazer. É então que eu sinto a desconexão. O vazio que se tornou um visitante familiar demais na minha mente. *Eu sinto*. No fim das contas, ligo a tela. Vejo o ícone de um envelope. Algo me diz para apertá-lo. Faço isso. Vejo um círculo vermelho com o número 78 no meio. Setenta e oito e-mails me esperam. Vejo o nome de uma amiga — Sue — entre eles. Segurança. Clico no nome dela. Sua mensagem aparece à direita. Eu me sinto perdida na tela, como se estivesse presa atrás do vidro, com apenas um reflexo fantasmagórico me encarando. Essa sou eu? Isso sou eu?

Fique calma, diz uma voz interior. Respiro fundo, depois respiro fundo de novo. Sinto meus ombros murcharem contra o medo instintivo.

Sei que costumo fazer isso todos os dias e que eu deveria saber o que fazer. Clico na tela, mas nada acontece. Meus olhos analisam cada centímetro dela, buscando por uma pista. Só consigo ver meu pior medo me encarando de volta, junto com uma imagem de mim mesma. Eu consigo digitar palavras mais rápido do que penso ou falo. Eu *consigo* digitar palavras mais rápido do que penso ou falo. Mas, agora, não consigo pensar em nada.

Os pensamentos ficam descontrolados enquanto o pânico toma conta e o medo domina a minha mente de todas as formas. Acabou? Este é o fim dos meus dias de digitação? Se eu perder meu blog, como vou guardar minha memória? Como vou me comunicar?

Fique calma. É minha voz interior de novo. Acalmo a respiração, e os pensamentos começam a diminuir o ritmo. *Faça uma xícara de chá*, diz ela. Tudo parece melhor com uma xícara de chá. Vou para a cozinha e, por sorte, realizo a tarefa de forma automática.

Recomeço, no topo direito da tela. Clico no primeiro ícone, e um novo e-mail em branco surge. Clico na palavra cancelar, então no próximo botão, uma seta. A palavra *responder* surge, clico nela. O cursor pisca, nervoso. E agora? Olho para o teclado, mas nada faz sentido. Aperto teclas aleatórias, usando todos os dedos: *jsjfjksllkksmfjkfslk*. Minha mão paira sobre a tela, aperto *enviar*. Sue vai entender. Sento e espero. Nada acontece.

Fecho a tela e preparo outra xícara de chá. Enquanto a chaleira esquenta a água, outro pensamento agonizante surge: e se eu me esquecer como se faz chá? Um sorriso subitamente surge em meu rosto quando me lembro de todos os eventos a que fui e a primeira coisa que as pessoas fazem é me entregar uma xícara de chá, sabendo que imediatamente vão me agradar. Por um instante, me esqueço da tela que me espera no outro cômodo, voltando a me distrair.

Sento olhando para os pássaros, a xícara quente entre minhas mãos. Então escuto algo apitar. O som é suficiente para penetrar a névoa e me informar que veio do iPad. Lá está o nome de Sue de novo. Clico nele.

O que você está aprontando, Wendy?, escreveu ela. *Que jargão é esse?*

Quero gritar para a tela. "ME AJUDE!"

As letras no teclado parecem hieróglifos. Elas não fazem sentido nenhum.

jjdhsufsh, e aperto enviar.

Deixo o teclado aberto, sabendo que ela está esperando por uma resposta. Alguns momentos depois, o mesmo som.

Está acontecendo alguma coisa?

Consigo ler, mas não escrever.

jknhafapod

Enviar.

E continuamos assim pelo que parecem horas.

Copie minhas letras, olhe no teclado e encontre os mesmos formatos.

Faço o que ela diz. Analiso cada traço no teclado, aperto um de cada vez. Minutos passam enquanto vou encontrando cada um.

copieminhasletrasolhe...

Enviar.

A mesma coisa de novo, vem a resposta.

amesmacoisadenovo...

Enviar.

Outra resposta.

Está vendo a tecla comprida no final? Ela vai criar espaços.

está vendo...

Enviar.

Continuamos assim, uma vez atrás da outra, até que as teclas voltam a tomar forma para mim, uma a uma. Elas fazem sentido. É lógico que fazem.

Obrigada, finalmente digito. *Voltei.*

Eu desabo sobre a poltrona, minha respiração voltando lentamente ao normal, assim como meu coração. E se ela não tivesse entendido o que estava acontecendo? E se ela não soubesse como me ajudar a voltar? A capacidade teria sido perdida para sempre? Fecho os olhos, dizendo a mim mesma para não pensar assim, só que os pensamentos vêm com mais intensidade, mais rápido. É impossível fugir deles. Eu me sinto cansada. Estou com dor de cabeça e quero deitar, mas tenho medo de fechar os olhos. Será que tudo vai desaparecer de novo?

Sei que não posso passar um tempo sem fazer algo. O que eu não uso, perco. Cheguei muito perto hoje. Tenho medo de perder essa última parte de mim, a pessoa que sou por trás da tela, que consegue digitar e pensar de forma articulada. Não estou pronta para abrir mão dela. Eu me acostumei a olhar para lugares familiares e não saber onde estou, mas isso foi diferente. Eu estava perdida dentro de mim. Gritando para sair. Foi apavorante.

Encaro a televisão enquanto os créditos sobem. Acabei de assistir a um episódio do programa *Panorama* sobre demência, e vários pensamentos correm pela minha cabeça. Uma equipe de filmagem acompanhou dois amigos meus, Chris — que tem demência — e sua esposa, Jayne. Nós nos conhecemos no circuito de palestras, apesar de a doença de Chris estar um pouco mais avançada que a minha. Ele, assim como eu, tenta se manter o mais ativo possível, apesar de ser exaustivo em alguns momentos.

Não foi fácil assistir ao programa, e imediatamente penso em Gemma e Sarah, que sei que também o assistiram em suas casas. Mas uma coisa que me marca ao fim do episódio é a diferença da vida da pessoa diagnosticada com demência que mora sozinha e da que vive com um parceiro. Jayne tenta ajudar Chris a continuar tão independente quanto possível. Ela pede que ele vá ao quintal para buscar lenha para a lareira, por exemplo — mesmo que ele saia para o quintal e instantaneamente se esqueça do que foi fazer ali. Já vi muitos parceiros de pessoas com demência que fazem tudo por elas, e isso só parece contribuir com o avanço da doença, na minha opinião, porque elas esquecem como fazer as coisas por conta própria. Muitas pessoas com quem converso descrevem o marido ou a esposa como seu "cérebro reserva", alguém que as lembra das coisas de que esquecem, que as ajudam quando se perdem dentro de casa, que os buscam se eles saem pela porta da frente no meio da noite. Mas eu não tenho isso.

Há vantagens em viver sozinha com demência. Não preciso me preocupar se alguém vai tirar as coisas do lugar e me confundir. Também preciso implementar minhas próprias estratégias para enfrentar situações, e isso por si só já exercita minha cabeça, mantendo os circuitos conectados no cérebro, as ligações permanecendo ativas; o sudoku que faço todas as manhãs para ligar minha mente enquanto tomo minha primeira xícara de chá, o carteado que jogo no iPad, as partidas de palavras cruzadas com Sarah e minha amiga Anna.

Consigo viajar e me virar porque preciso fazer isso. Se eu não precisasse, apenas ficaria sentada em casa, olhando para o quintal, meu cérebro derretendo feito sorvete. Preciso tornar minha vida mais difícil de propósito, indo e vindo pela linha de trem entre minha casa e Londres, atravessando o país até Bradford, subindo até Edimburgo e Durham. Descobrindo como transitar pelas linhas de metrô e as ruas de Londres. Ainda bem que sempre fui muito organizada antes da doença; muitas pessoas que conheço que não eram tão organizadas assim, pelo que elas contam, têm dificuldade em aprender essa habilidade desconhecida. Venço a demência ao permanecer organizada.

Toda semana, imprimo instruções e e-mails para me lembrar o que preciso fazer e falar a cada dia. Guardo tudo em uma pasta cor-de-rosa sobre a bancada da cozinha, com os horários dos trens e instruções detalhadas sobre quaisquer mudanças que eu precise fazer, além de mapas e fotos dos lugares que preciso encontrar. Isso não apenas me impede de me perder, mas também me oferece uma sensação de familiaridade ao chegar lá, porque sei o que estou procurando. Nos trens, programo um despertador no meu iPad para me lembrar que trouxe uma mala, senão eu iria embora e a deixaria para trás. Hospedagens em hotéis durante conferências poderiam ser assustadoras, mas resolvo isso com meu poder de organização: deixo as cortinas um pouco abertas, para não acordar no meio da noite pensando que estou no meu quarto em casa; colocando um Post-it ao lado da cama antes de dormir, com um lembrete sobre onde estou, para quando eu acordar; colo outro à porta para me lembrar de levar o cartão que abre a porta. Tento entender como ligar novos chuveiros, mas frequentemente desisto, porque mesmo que eu consiga abri-los, não vou saber como mudar a temperatura.

A vida nunca foi tão exaustiva. Até me lembrar de anotar as coisas na agenda é um desafio, e recentemente decepcionei duas pessoas por ter marcado dois compromissos no mesmo dia. Isso acontece com uma frequência cada vez maior.

Sento diante da televisão. Quem saberia se eu não estivesse dando conta? Sim, tenho Gemma e Sarah por perto, mas elas não saberão se eu acordar no meio da madrugada e sair pela porta de casa, ou se eu estiver na sala e me esquecer como chegar ao andar de cima. Quantas outras pessoas têm demência e vivem sozinhas sem que ninguém perceba que a vida está se tornando mais assustadora, mais difícil, mais cansativa? Nós não temos alguém que poderá cortar nossa comida quando não conseguirmos mais coordenar o uso do garfo e da faca. Só sei que preciso comer porque um alarme soa no iPad. E mesmo encontrando soluções espertas para combater a doença, às vezes tenho a sensação de que estou sendo punida por elas.

Nos 18 meses desde que me aposentei, tenho recebido uma pensão do governo. Ela não é baseada na contribuição, mas nos efeitos práticos que a condição causa na vida do beneficiário. Recentemente, fui convocada para uma reavaliação, e consegui chegar ao lugar planejando minha rota como sempre faço, usando um aplicativo de caminhadas para me orientar. O problema básico em avaliar pessoas com demência é que a avaliação se baseia na nossa capacidade de nos lembrarmos das coisas, exatamente nossa dificuldade diária. Mas eu não conseguia me lembrar disso, obviamente. Algumas semanas depois, recebi uma carta comunicando que eu não tinha mais direito ao benefício, porque consigo falar e caminhar normalmente, preparar uma refeição e tenho uma memória adequada. Nada disso é verdade. Devo ter contado que dou palestras para a Alzheimer's Society, mas será que expliquei que preciso escrever cada um dos meus discursos para ler na hora, porque, caso contrário, vou acabar esquecendo do que estou falando no meio da frase? Parece que perdi minha ajuda financeira simplesmente porque tento não precisar de cuidados em tempo integral. Sinto que fui punida por me esforçar desesperadamente para enfrentar a doença.

Outra coisa que a demência está tirando de mim são minhas emoções. Então nem sinto mais raiva, apenas tristeza.

Você nunca foi de brigar e reclamar. A sua raiva geralmente se manifestava em silêncio. Você não precisava gritar com as meninas quando elas discutiam; bastava cruzar a sala e desligar a televisão para elas saberem que você estava aborrecida. Mesmo quando criança, você não fazia pirraça, então provavelmente não é uma surpresa que a raiva — uma emoção pouco profunda em você — tenha sido levada tão depressa. Havia apenas uma coisa que fazia seu sangue ferver — aquela raiva inexplicável que se formava no fundo da sua barriga e subia até sua cabeça parecer prestes a explodir. Era o sofrimento que você via no rosto das suas meninas enquanto elas esperavam o pai aparecer para buscá-las. Depois que foi embora, ele só podia fazer isso uma vez por mês, mas nem isso acontecia. Você via as duas paradas diante da janela, esperando pelo som familiar do carro dele, seus queixos apoiados no encosto do sofá, os olhos se iluminando e se apagando toda vez que um som de motor de carro surgia e não indicava a chegada dele.

— Ele vai se atrasar — avisava você com o tom mais neutro possível. — Ele sempre se atrasa.

E engolia a raiva que ameaçava explodir.

— Deve ter trânsito pelo caminho — dizia Sarah, defendendo-o na mesma hora, se virando de volta para os carros enquanto Gemma

tentava se distrair com um livro, as duas com os ouvidos ainda atentos à rua.

Você prometia a si mesma que não diria nada quando ele aparecesse; sabia que tudo seria perdoado no mesmo instante pelas meninas ao correrem na direção dele com abraços e beijos, subindo no carro, aliviadas pelo pai estar ali para buscá-las.

— Você está atrasado... de novo — dizia você, a raiva fazendo sua voz falhar.

Não que isso fizesse diferença.

Era isso que a deixava com raiva naquela época. Agora, só me deixaria triste.

Estou caminhando pela agitada Euston Road de Londres. O trânsito passa correndo, o som abafado pelos tampões de ouvido cor-de-rosa que uso. Olho para meu trajeto no mapa que imprimi, riscando cada ponto de referência — a Biblioteca Britânica, a estação Euston, o museu Madame Tussauds. Sair às 5h30 da manhã tinha valido a pena, já que estava tudo indo de acordo com o planejado. Passo pelo Regent's Park e o barulho do trânsito some. Olho para as imensas mansões brancas que se agigantam por trás de portões bonitos, cada jardim exibindo os primeiros sinais da primavera: um narciso erguendo a cabeça para a manhã ensolarada, uma flor roxa de açafrão feliz sob a sombra.

Estou aqui hoje para me apresentar no Royal College of Obstetricians and Gynaecologists [Colégio Real de Obstetras e Ginecologistas], e o clima primaveril combina com meu humor, já que darei duas palestras, abrindo também a sessão da tarde, então há dois discursos dentro da minha mochila, junto com os pensamentos que anotei especialmente para a ocasião.

Chego aos portões e vejo alguém acenando para mim. A pessoa parece levemente familiar, e, quando nos encontramos, ela diz que já nos conhecemos, mas o nome no seu crachá — previsivelmente — não significa nada para mim. Sorrio, como sempre faço, confiando que está dizendo a verdade. Lá dentro, sou guiada por uma escada elegante, ladeada pelos retratos de médicos iminentes, até a sala da conferência, onde a ansiedade começa a encher o salão.

— Sei que tenho que buscar uma xícara de chá para você, Wendy — diz o assistente. — Não queremos ser criticados no seu blog por não lhe oferecer uma.

Nós rimos, então me sento com meu chá, observando o salão com um ar feliz. À minha esquerda, um artista está arrumando um conjunto de lápis de todas as cores do arco-íris para nos desenhar enquanto nos apresentamos. Cada vez mais pessoas entram, todo mundo batendo papo e lendo a programação dos eventos do dia. Cerca de duzentas pessoas estarão presentes hoje, mas nunca fico nervosa antes de falar em público, porque os outros tendem a esperar tão pouco de pessoas com demência que acabam ficando impressionados quando começo a falar. Então, quando chega minha vez, começo como sempre.

— Por favor, me perdoem por ler, mas, se eu não fizer isso, vou me esquecer do que vim falar aqui, me distrair e começar a tagarelar sobre alguma coisa completamente irrelevante, como minha aparência em uma caricatura que acabei de ver.

Gargalhadas tomam conta do salão, e eu continuo.

Conforme sigo com meu discurso, observo os rostos ao redor. Muitos estão chocados com o quanto pessoas com demência podem ser eloquentes quando nos permitem sermos ouvidos; rostos confusos relaxam, aprendendo mais e mais sobre como é viver com Alzheimer. Quando volto para o meu lugar, aplausos ressoam aos meus ouvidos.

Fazemos um intervalo para o almoço, e conheço a pessoa que me apresentará antes do começo da sessão da tarde. Explico onde estarei sentada, mas ela parece distraída, então volto ao meu lugar, segurando minhas anotações, para esperar ser chamada. Quando chega o momento, um silêncio toma conta do salão, e ajeito meu discurso, pronta para subir ao palco de novo. Só que não é o meu nome que é chamado, mas o de Piers, o homem que falaria depois de mim. Ele olha para mim da mesa ao lado, igualmente confuso. Olho de novo para a programação: será que me enganei? Mas meu nome com certeza está na frente. Talvez tenham trocado a ordem.

Então fico sentada ali, sem prestar muita atenção na fala de Piers, mas as perguntas ressoam em meu cérebro, e a confusão começa a imperar. Após um tempo, escuto os aplausos da plateia, me empertigo na cadeira, ordeno meus pensamentos e minhas anotações no meu colo. Estou pronta para ouvir meu nome, só que, em vez disso, o próximo palestrante é chamado. Levanto e saio do salão. Estou me sentindo vazia. Não com raiva, mas entorpecida. Eu me sinto magoada, usada. No caminho da saída, vejo um dos organizadores.

— Esqueceram de mim — digo.

— Ah, foi mesmo? Não tem problema, você falou de manhã.

Fico parada diante dele sem que os pensamentos venham rápido o suficiente, algo tomando a frente de tudo: uma tristeza incontrolável. Desço pela escada imponente, sua beleza diminuída pela decepção do dia. Volto pela Euston Road, as lágrimas embaçando o caminho, o trânsito me fazendo pular na calçada, a urgência com que saí de lá significando que me esqueci de colocar os tampões de ouvido. Paro apenas quando chego à estação. Só quero ir para casa. Entro no trem. Sento. Estou triste.

Permanecer envolvida torna a demência suportável. Mas ser esquecida...

O trem sai da estação.

Perco as palavras com frequência agora. Imagens são a forma que tenho de me lembrar. Se eu conversar com alguém ou conhecer uma pessoa nova, provavelmente não vou me lembrar de detalhes da conversa, só da sensação que tive ao ir embora. Quando nos encontrarmos de novo, terei a mesma sensação. É quase como se a intuição tomasse o lugar do cérebro funcional, prático, que eu costumava ter. Esses instintos básicos voltaram. Eu me sinto feliz e segura aqui? Também sinto o humor dos outros; é quase como se eu sentisse uma aura de emoção ao redor deles, meu cérebro se conectando às partes que consegue lembrar em vez de aos detalhes avassaladores que esquece.

Agora preciso me esforçar mais para ser uma boa amiga ou mãe. Não quero parar de pensar em outras pessoas — só me exige um pouco de organização. Enquanto antes eu conseguiria acompanhar o que acontece na vida delas e na minha ao mesmo tempo, lembrando se um amigo estava passando por um momento difícil, ou se Gemma ou Sarah tinham um problema no trabalho, agora preciso escrever a informação em um Post-it, ou configurar um alarme no iPad para perguntar como estão se sentindo dias depois. Analiso o último e-mail ou conversas de WhatsApp para saber sobre o que conversamos no dia anterior, só para poder perguntar a Gemma como foi a noite com seus amigos, ou se Sarah conseguiu consertar o carro, ou se a patinha de Billy está melhor.

Hoje, recebi uma mensagem de minha amiga Julie.

Continuo esperando notícias do meu novo neto, escreveu ela.

Que maravilha!, digitei de volta, rápido. Fiquei tão animada. *Estou tão feliz por você.*

Sim, a data prevista para o nascimento era na semana passada, mas estou torcendo para ele vir nos próximos dias.

Encarei o telefone. O bebê já estava para nascer. Eu conhecia Julie bem o suficiente para saber que ela teria tocado no assunto antes — várias vezes —, mas parecia que aquela era a primeira vez que conversávamos sobre aquilo.

Nós não esquecemos apenas as notícias ruins — as boas também vão embora. Com frequência, as pessoas pensam em nós, com demência, quando esquecemos da morte de um ente querido, sofrendo o luto inúmeras vezes. Mas o lado bom é que também podemos comemorar as notícias positivas várias vezes. Óbvio que Julie gostou de falar de novo sobre o bebê. Talvez não seja tão ruim viver no nosso momento às vezes, seja lá como ele for.

As pessoas costumam me dizer: "Você não mudou nada." Isso provavelmente tem mais a ver com a expectativa delas, com o que se prepararam para encontrar. Quando amigos vêm me visitar, nos primeiros instantes após eu abrir a porta, vejo como me olham. Eles acham que não percebo, mas seus rostos exibem aquela hesitação, rapidamente avaliando como lidar com a situação e como posso ter mudado desde nosso último encontro. Também noto seus ombros relaxando, a leveza retornando à sua voz quando percebem que não precisam se preocupar, que ainda sou eu aqui dentro.

Recentemente, alguns amigos disseram: "Você não mudou nada desde o ano passado, está igualzinha."

Talvez eles achem que isso é o que desejo escutar. Depois, pensei que eu deveria ter perguntado: "Só mais uns fios de cabelo branco e umas rugas, não é? O que deveria ter acontecido comigo? O que vocês esperavam encontrar?"

Como eu deveria responder a um comentário desse? Não há muito que eu possa dizer. Posso falar sobre o que faço todo santo dia para controlar os sintomas da demência, tentando ganhar tempo para driblar uma doença que sei que acabará vencendo. Explicar que fico exausta em um mundo que não é mais feito para mim, que tudo é confuso a menos que eu saia de casa muito bem preparada. Eles esperam a deterioração rápida que veem em alguns casos? Estou convencida de que isso acontece pelo "desmerecimento das pessoas" depois do diagnóstico.

Preciso me esforçar tanto para as pessoas não notarem as diferenças, porque, se notarem, não quero receber a pena que acompanha essas percepções.

Os amigos não veem o que eu vejo: que não consigo caminhar como antes, porque a demência mudou o meu ritmo, que caio com mais facilidade, que preciso de uma bengala. Que, mesmo quando ando pelo vilarejo, preciso parar para deixar as pessoas que vêm na minha direção passarem, porque fico confusa sobre a direção em que devo seguir quando não faço isso. Uma trilha no Lake District que levaria de duas a três horas alguns anos atrás agora demora cinco. Acho frustrante não conseguir mais subir e descer colinas e passar por cima de pedras como eu costumava fazer. Não estou mais lenta por causa da idade; meu cérebro está mais lento por causa da demência. Estou mais devagar, mais oscilante, e meus braços estão cheios de hematomas por causa disso, mas tento cobri-los com as mangas da camisa e seguir em frente.

Eles não veem que meus dentes estão se deteriorando porque me esqueço de escová-los duas vezes por dia, e que o dentista está bolando esquemas para me ajudar, sugerindo um quadro ao lado da pia para eu fazer marcações de manhã e à noite, um alarme no iPad para me lembrar de escovar os dentes, tocando minha música favorita para eu não me distrair e abandonar a tarefa antes de tê-los escovado por tempo suficiente. São boas ideias, mas me sinto como uma criança.

Não contei para meus amigos que meu cérebro não consegue mais tomar decisões simples como antes, que levei mais de uma semana para entender como comprar uma passagem de trem pelo iPad, precisando fazer três mudanças na passagem e no número do assento. Que, se eu passar um tempo sem comprar uma passagem, me esqueço completamente do processo e fico me perguntando como as pessoas compram passagens quando querem viajar. Não contei que nessas horas quero desistir, com meu cérebro ressoando em frustração. Seria mais fácil. Mas não se eu quiser vencer um dia após o outro, não se eu quiser permanecer um passo à frente dessa doença. Mas ela tem pequenas vitórias todos os dias.

Não consigo mais usar o telefone: a pessoa do outro lado — especialmente se ela não me conhece — não entende por que o silêncio preenche os espaços entre nós, e acabo dando respostas aleatórias, só para dizer alguma coisa. Concordo com as coisas, sabendo que isso encerrará a conversa. As pessoas costumam falar rápido demais e fazer perguntas demais, então, quando ele toca, simplesmente o encaro, cansada da confusão que sinto ao pegar o telefone.

Deixo a secretária eletrônica falar por mim, pedindo para mandarem um e-mail.

No outro dia, eu e Sarah fomos ao centro de jardinagem e resolvemos comer enquanto estávamos lá. As opções de sanduíches me deixaram atordoada, com várias possibilidades de recheio, mas olhei para minha bandeja quando fui pagar e me dei conta de que era o mesmo de sempre: atum. Por que sempre pego atum? Toda vez. Porque qualquer outra coisa seria estressante demais, porque sei que gosto de atum, então é isso que escolho, e digo a mim mesma que estou no controle, que escolho atum para evitar o estresse de precisar tomar outra decisão. Mas quem estou tentando enganar? Não sou eu quem está no controle — é a demência. Ela apenas me convenceu a trabalharmos juntas, sem criar caso.

Muitas pessoas já leram meu blog e questionaram como posso ter demência. Elas se perguntam como alguém com um cérebro adoecido é capaz de escrever com tanta fluência. Sou grata por essa parte da minha mente continuar funcionando, pelas palavras escritas chegarem à página antes de ser tarde demais, ainda que as faladas se percam a caminho da boca.

É triste quando as coisas que você continua capaz de realizar fazem as pessoas questionarem se você de fato tem demência. Elas não estão dentro do meu cérebro para escutar as alucinações. Será que se sentiriam melhor ao me ver em um dia enevoado, quando me encolho embaixo da coberta e me escondo do mundo? Isso tornaria a doença mais compatível com as limitações que elas imaginam? Fico feliz por fugir do padrão ao permanecer me desafiando enquanto ainda posso, mas o quanto isso dificulta a minha vida por não deixar que as pessoas ao meu redor enxerguem uma doença invisível?

"Você não mudou nada", dizem elas. Mas eu costumava correr, cozinhar, fazer bolos, trabalhar, dirigir. Hoje, sobrevivo me adaptando, me concentrando no que ainda consigo fazer. Mas não reconheço a mim mesma, a pessoa que era tão independente e que agora precisa aceitar ajuda. Faço o que posso. Cuido dos jardins das minhas filhas, porque isso me traz a sensação de ser útil; vejo as sementes crescendo e florescendo, e fico feliz. Gosto de comer a comida que elas preparam para mim, porque não consigo mais cozinhar sozinha. Limito meu tempo com amigos a duas horas, porque qualquer coisa além disso me deixa confusa e incapaz de me concentrar, mas pelo menos assim continuo aproveitando a companhia deles.

Porém há outros momentos em que a diferença entre minha versão antiga e a nova é tão impactante que perco o fôlego.

Estou conversando com uma amiga pelo WhatsApp, trocando mensagens à tarde toda. Batemos papo e fazemos piadas, sem nenhum pingo de hesitação, meu cérebro com demência se escondendo atrás da tecnologia. Dez anos atrás, essas conversas seriam impossíveis.

Não terminamos nosso papo quando o iPad toca: Sarah quer falar comigo pelo FaceTime. As palavras em vermelho e verde — *recusar* ou *aceitar* — surgem na tela. Entro em pânico. Se eu atender agora, vou esquecer de me despedir da minha amiga no WhatsApp, então espero o toque parar e encerro a conversa. Ligo de volta para Sarah, seu rosto aparecendo feliz e animado como sempre.

— Oi, mãe, tudo bem?

Começo a falar, esperando minha versão fluente que passou a tarde inteira trocando mensagens instantâneas. Em vez disso, outra coisa acontece. Uma gagueira, uma hesitação, a busca pela palavra certa. Quando digo oi, é com incerteza. Pareço quase infantil.

— O-oi. Tudo bem... o-obrigada.

Quem é essa? Quem sou eu?

O tom de Sarah muda, uma diferença inegável que apenas uma mãe perceberia, e nossa conversa dura apenas poucos minutos. Nós desligamos, e a tela apaga. Vejo meu reflexo nela, a desconhecida que habita em mim. Olho de novo para a conversa no WhatsApp, para a antiga Wendy, a que conheci por 58 anos. Mas esta aqui é uma intrusa. Não estou acostumada com minhas duas versões se encontrando, mas pareceu que, por um milésimo de segundo, elas ocuparam o mesmo lugar ao mesmo tempo.

Um pensamento breve surge: *Consigo continuar assim?*

Eu o destruo antes que ganhe força. Sei que o controle que tenho sobre a doença é uma ilusão, um truque que uso para seguir com meus dias. As palavras gentis dos meus amigos ressoam aos meus ouvidos — *você não mudou nada* —, mas há alguns dias em que parece que não resta quase nada de mim.

Sempre havia um burburinho de animação no ponto de ônibus pela manhã, sanduíches de maionese de ovo cortados em quadradinhos para o trajeto, uma garrafa térmica com chá, sussurros sobre o que nos esperava em Blackpool. Ainda não tínhamos o trem naquela época, certo? Apenas um ônibus que percorria o interior do país, a maioria das pessoas saindo de férias coletivas da fábrica onde trabalhavam, você e sua mãe no meio da multidão. Com uma mala ao seu lado, cedo o suficiente para estar na frente da fila e conseguir um lugar ao lado do motorista. Porque você passaria a viagem toda esperando para ver a torre de Blackpool; era como se o ônibus inteiro prendesse o fôlego de ansiedade para vê-lo atravessar a paisagem.

"Ali!", gritava alguém nos fundos, mas ainda estava muito cedo, você sabia que era só uma torre de alta tensão, tímida demais para contradizê-lo, mas certa de que tinha razão.

Seus bolsos estariam cheios das moedas que economizou, e, quando chegassem ao hotel, você dividiria o dinheiro igualmente entre a quantidade de dias, para não gastar tudo de uma vez. Já naquela época, você era organizada.

Quando a famosa torre surgia na paisagem, você cutucava sua mãe, empolgada, e, quando finalmente saíam do ônibus para o ar praiano da costa oeste, as ruas estavam cheias de turistas. As pessoas sempre pareciam felizes em Blackpool — risadas e sorrisos reinavam ali. Você seguia para a acomodação em que passaria a semana, feliz ao lado de sua mãe, tentando adivinhar o menu do jantar, apesar de saber que na primeira noite sempre serviam salada com uma fatia de pão branco e margarina — algo que você adorava e nunca comia em casa, sua boca aguando só de pensar.

Depois de deixar a mala no quarto, as duas pegavam o bonde até o teatro e reservavam ingressos para todos os espetáculos da semana. Os bondes a impressionavam; você apertava o nariz contra a janela, observando a praia e o mar, com um sorriso estampado no rosto. Os teatros estavam cheios de nomes famosos da época: Cilla Black, Cliff Richard, Gerry and the Pacemakers, todos sempre marcando presença, e, toda noite, sua mãe ficava na frente da fila para conseguir os melhores lugares, para vocês poderem assistir a um espetáculo. Você disse que jamais esqueceria a noite em que Cliff Richard a viu na plateia e falou para todos que você tinha passado o espetáculo inteiro sentada e comportada. Ele a convidou para subir ao palco e ganhar uma bola de praia. Imagino que agora você não se lembre mais disso.

Sua mãe não conseguia andar muito, então sentava nas cabines de bingo que ocupavam o calçadão, e você podia passear sozinha — só por dez minutos antes de precisar voltar para ela. Você passava por fliperamas coloridos, escutando as moedas caindo de caça-níqueis, parando de vez em quando e colocando uma moeda neles, mas sempre de olho no relógio. Conforme a semana passava, você recebia permissão para ficar mais tempo longe. Você corria para a praia, até a beira da água, parando antes de o mar alcançá-la, milhares de pessoas sentadas atrás de você na areia. Parecia que você estava parada na beira do mundo, e ele era todo seu. Você corria de volta para sua mãe, sem jamais se atrasar, sem jamais querer perder sua confiança, mas fazia segredo sobre suas pequenas aventuras; elas eram suas para guardar. Memórias preciosas.

Estou em um trem, olhando pela janela enquanto o mundo passa correndo. O clima promete ser bom nos próximos dias, então decidi me dar uma pequena viagem de férias — um retorno a um velho destino favorito da infância. O trem está lotado de gente indo na mesma direção, crianças barulhentas conversando empolgadas sobre tudo que farão com as moedas que tilintam em seus bolsos. De vez em quando, uma delas grita: "A torre de Blackpool!" E todos olhamos para a janela, apesar de não passar de uma torre de alta tensão se agigantando por trás do muro de um campo. Meus olhos também estão grudados na janela; a mesma ansiedade para a viagem acabar, para ver a torre com meus próprios olhos.

Quando o trem para na estação, vou para o mesmo hotel de sempre na tranquila North Shore. O gerente de lá me conhece e lê meu blog, então sempre cuidam bem de mim. Adoro a familiaridade de Blackpool, adoro saber aonde vou, as ruas e as rotas do bonde entranhadas no que me resta de memória. Saio do hotel e viro para a esquerda ou direita, e sei que posso caminhar para sempre e pegar o bonde de volta para o meu quarto quando cansar. Os bondes seguem a mesma rota — Star Gate até Fleetwood — todos os dias, então, mesmo que eu siga na direção errada, sempre conseguirei voltar.

Os bondes são acessíveis, sem degraus para subir, cada parada anunciada em uma voz automatizada, bem-iluminados com janelas grandes para admirarmos a vista, os condutores pacientes e simpáticos, cumprimentando todo mundo com um sorriso. Um homem entra sozinho. Pela forma como ele hesita — com um olhar familiar enquanto faz uma pausa, parecendo não saber como proceder —, sei que tem demência. O condutor o segura pelo braço e brinca: "Vamos sentar. Se você cair, vou ter que preencher uma papelada e sou péssimo nisso!"

Ele senta algumas fileiras à minha frente, encarando a vista assim como eu. Os pontos turísticos se agigantam: North, Central e South Pier, a montanha russa Big One e, lógico, a torre de Blackpool. Salto e passo uma hora com uma xícara de chá, observando pessoas de todas as idades e tipos dançando felizes no salão de baile antigo, parceiros grisalhos valsando, ocupando seus anos de aposentadoria da mesma forma como eu tinha planejado.

Caminho de volta pelo calçadão, prestando atenção nas conversas enquanto passo, a maioria delas começando com: "Eu me lembro de quando..." Blackpool é cheia de nostalgia dos anos passados, das semanas de férias coletivas das fábricas, que enchiam as praias de corpos bronzeados, de primeiros passeios no lombo de burros pela praia e mergulhos no mar congelante. Eu me sinto segura aqui justamente por isso, porque as ruas são as mesmas pelas quais sempre caminhei, as memórias lutando por um espaço na minha mente, os anos de férias que passei com a minha mãe e aqueles que passei sendo mãe se embolando uns nos outros.

Eu e Gemma viemos aqui no ano passado. Os brinquedos em Pleasure Beach são nossos favoritos. Nós caminhamos por ela, eu com minha bengala, olhando com fascínio para os carrinhos da maior montanha russa, cheios de pessoas a setenta metros de altura.

"Vamos lá", falei para Gemma, entregando minha bengala para um funcionário, as duas rindo do olhar apavorado no rosto dele. E, antes que ele conseguisse dizer qualquer coisa, eu estava sentada no meu lugar, sorridente.

A vida não precisa ser chata e livre de riscos só porque você tem demência.

Nós prendemos as barras de segurança e sacolejamos de um lado para o outro, meu estômago sacudindo a 110 quilômetros por hora. Foi só no dia seguinte, quando eu não conseguia entender por que minha perna estava cheia de hematomas, que me lembrei do quanto nos divertimos. Uma memória criada um ano atrás, e, ainda assim, às vezes parece que elas são as primeiras a ir embora.

É por isso que amo Blackpool, com todos os fantasmas do passado que me acompanham nas caminhadas pelo calçadão. As praias podem não ser mais tão cheias de baldes e pás quanto nos velhos tempos, mas esses momentos felizes atravessam a névoa.

Alguns dias depois, estou de volta ao trem, indo para casa. Olho pela janela enquanto passamos pelos montes Peninos; os adultos tiram uma soneca enquanto as crianças trocam histórias sobre a água-viva gigante que encontraram na praia. Não demora muito para a cabine cair em silêncio, e, se trens pudessem falar, contariam histórias fantásticas, de amores perdidos e encontrados, memórias que durarão a vida toda e esperanças despedaçadas. Eles andam de um lado para o outro nessas linhas, por todo o país, guardando essas histórias e coletando cada vez mais, sem nunca perdê-las, um percurso infinito preenchido com a vida das pessoas.

Você voltou para Blackpool muitos anos depois, agora como uma mãe solo com duas malas e duas meninas no trem. Vocês três pararam na plataforma, as meninas com bolsinhas que você preparou para distraí-las durante a viagem — livros de colorir e docinhos. Elas eram apenas sorrisos, mas você queria entrar no trem e achar lugares juntos, e então poderia relaxar. Você tinha passado o trajeto inteiro da mesma forma que fazia quando criança, tagarelando sobre tudo que fariam: os bondes, o mar, os fliperamas. E então chegou o momento de se concentrar no horizonte, uma aposta de quem veria a torre primeiro.

O primeiro passeio de bonde levou vocês a Pleasure Beach; houve gritos de alegria e risadas enquanto vocês davam voltas e voltas nos carrosséis; depois ficavam ensopadas na montanha russa aquática, e se secavam a tempo de pegar um táxi de volta ao hotel para trocar de roupa para a noite.

Sempre que iam lá, vocês pegavam o bonde para Cleveleys, a apenas alguns quilômetros dali, e a tradição era que, sempre que passassem um dia ali, as meninas ganhavam um bicho de pelúcia cada uma. Lembra o ano em que Gemma escolheu o ursinho de óculos e jaqueta de aviador, e Sarah quis um gorila imenso?

— Como vamos levar isso para casa? — perguntou você.

— Ele vai sentado do meu lado — respondeu ela.

Na cabeça dela era tão simples que você concluiu que não havia motivo para discordar.

A viagem de trem voltando de Blackpool foi memorável, com o gorila Clive ocupando quatro lugares da mesa, e as meninas rindo o tempo todo ao lado dele.

Há um rosto sorridente e tagarela diante de mim.

— Que bom ver você de novo, Wendy — diz ele.

Concordo com um aceno e um sorriso, fazendo o esperado, dizendo que também é ótimo revê-lo. Respondo suas perguntas, ele vai embora alguns instantes depois, todo feliz. Sarah se vira para mim.

— Quem era? — pergunta ela.

— Não sei, mas foi uma conversa muito legal — digo. Nós duas rimos.

— Pelo visto, a gente se conheceu na conferência no ano passado.

Dou de ombros, satisfeita em seguir o fluxo, como sempre. Esta sou eu agora, concordando com a cabeça e sorrindo, sem nunca corrigir ou questionar. Nem posso, porque minha memória não me ajuda. A opção fácil sempre é aceitar o que me dizem. Era mais difícil no começo. Eu parava e ficava pensando, vasculhando meu cérebro que jamais me daria uma resposta, e sempre que fazia isso, acabava ignorando o que me diziam, ficando confusa, insegura. Eu me sentia burra. Agora, não. Simplesmente dou às pessoas o que elas querem. Não digo que não me lembro delas, já que imagino que isso as magoaria — mesmo vindo de alguém sem memória.

É surpreendente quantas pessoas nem cogitam que posso não me lembrar delas; porém, quando elas pensam nisso, é animador. Um dia, na estação King's Cross de Londres, eu estava parada em um ponto de ônibus. De repente, ouvi uma voz na multidão chamando meu nome. Um homem se aproximava com uma expressão sorridente, que me informou de imediato que ele estava feliz por me encontrar, apesar de eu não ter a menor ideia de quem ele era. Eu me preparei para ter a conversa de sempre; as presunções dele, meu fingimento. Só que, em vez disso, ele pegou minha mão.

— Você não vai se lembrar de mim, mas sou o Joe. A gente trabalhava junto de vez em quando em Leeds, no hospital. Conheço a Helen.

Ah, Helen. Minha amiga. Uma imagem dela surgiu em minha cabeça, um ponto de referência que imediatamente me tranquilizou. Foi tão bom não precisar fingir. Nós tivemos uma conversa maravilhosa, ele me apresentou ao seu colega de trabalho e então foi embora, me deixando exatamente onde me encontrou.

As pessoas costumam começar frases com "Lembra quando a gente...".

Às vezes, eu lembro. Mas é mais comum não lembrar. Se eu disser "Infelizmente, não...", elas passam um tempo relembrando o momento, e fico parada ali, sem entender nada. Então, agora, simplesmente sorrio e digo: "É mesmo?"

A menos, é lógico, que eu esteja falando com Sarah ou Gemma, e então posso ser eu mesma. "Não, não me lembro de nada disso." E nós rimos.

Todo dia, no vilarejo, percebo que a vida continua, independentemente de eu me lembrar dela ou não. Os patos ainda nadam na beira do lago, felizes pelos visitantes que pararam na loja para comprar seus saquinhos de comida. O carteiro faz suas entregas, sabendo qual cachorro senta ao lado de cada porta, em quais caixas de correio seus dedos podem passar para o outro lado e quais devem ser evitadas. E o ônibus local percorre o trajeto entre Beverley e Hull. No geral — exceto quando saio de casa antes do dia clarear para pegar um trem que me leve a algum canto do país —, estou nele todos os dias às 10 horas da manhã. Muitos de nós se reúnem no ponto para pegar esse primeiro ônibus, as pessoas chegando muito antes do horário de sua partida para se atualizarem nas fofocas do vilarejo, desejando bom-dia, sabendo os nomes umas das outras, retomando conversas iniciadas no dia anterior. Fico no meio delas, escutando sobre o dia em que o vilarejo ficou isolado por causa de uma nevasca. Não me lembro agora de como o assunto começou, mas cada uma delas dá vida à história, contando até mesmo como o limpa-neve teve que ser abandonado na rua onde moro. Fico me divertindo e sabendo que, assim como a nevasca, a memória da conversa desaparecerá rápido.

— Bom dia, Wendy — diz o motorista quando entro no ônibus.

Ele conhece todo mundo pelo nome, o que me surpreende, porque não o reconheço. Em vez disso, preciso confiar na memória dele em vez de na minha. Tendo passado uma vida inteira confiando na própria intuição — um instinto que deveria se tornar mais confiável conforme você envelhece e vai ganhando experiência —, é difícil se desapegar.

Cumprimento o motorista do ônibus, chamando-o pelo nome que a pessoa na minha frente disse, contando que ela esteja certa.

Após abrir mão do meu carro, não tive outra opção além de começar a usar transportes públicos. Mas não foi fácil. O ônibus do vilarejo só começa a circular às 10 horas e para às 17, então frequentemente preciso usar táxis. A empresa que eu uso tem um ponto na estação de trem em Beverley, e, no começo, quando o motorista se atrasava, eu ficava muito nervosa, andando de um lado para o outro diante da janela, sem saber em quem colocar a culpa. Eu tinha ligado e marcado uma hora? Será que eles tinham esquecido, ou a culpa era minha? Eu telefonava para lá até se o carro estivesse só um minuto atrasado. Com frequência, dava para notar pela voz deles o quanto me achavam chata. Mas como eles entenderiam o motivo? Eu precisava resolver aquilo, afinal, dependia daquela empresa de táxi.

Alguns dias depois, eu estava fazendo compras na cidade e tive uma ideia. Entrei em uma Marks & Spencer e saí carregada de lanchinhos e biscoitos. Espiei pela janela do escritório da empresa de táxi e imediatamente reconheci a voz da moça que atendia ao telefone.

— Eu queria trazer uns lanchinhos para seu intervalo — falei. Ela pareceu desconfiada até ver os biscoitos. — Vim pedir desculpas.

— Bom, você sabe como conquistar alguém — disse ela, aceitando os presentes. — Mas pelo que está se desculpando?

— Eu sou a Wendy — falei. — A que fica ligando quando vocês se atrasam um minuto.

— Ah! — exclamou ela, o reconhecimento estampado em todo o seu rosto.

— Vim explicar por quê.

Enquanto eu sentava dentro do escritório minúsculo, contei a ela sobre minha demência enquanto tomávamos chá e comíamos biscoitos de chocolate.

— Eu entro em pânico, sabe — expliquei. — E fico achando que não marquei o táxi.

A compreensão era nítida em seu olhar.

— Não tem problema — disse ela. — Vou avisar para todos; isso não vai ser mais um problema.

Eles cuidam de mim agora, até quando meu trem atrasa. "Fica esperando no escritório com a gente", dizem quando o trem de Londres para York se atrasa na linha. Eles quase sempre deixam um carro esperando por mim.

Só uso o telefone para ligar para lá agora. Eles sabem na mesma hora que sou eu; são pacientes e me esperam explicar o que preciso, repetindo todas as informações para mim, acalmando minha mente. Tenho certeza de que o eterno estoque de lanchinhos é um incentivo. Quem imaginaria que um pacote de biscoitos recheados me ajudaria a me sentir tão segura?

As pessoas frequentemente me perguntam como consigo fazer tanta coisa sozinha tendo demência. A resposta é: com dificuldade. Mas nada é impossível até para alguém com uma doença cerebral. As viagens que faço pelo país são o que mais parece impressionar as pessoas: como pego um trem lá no meu vilarejo minúsculo e chego a uma reunião em Londres, em um lugar em que nunca estive antes? Mas tanta coisa acontece nos bastidores.

Hoje, fui convidada a ir a Birmingham determinar as prioridades para as pesquisas. Recebi o convite meses atrás, e os preparativos foram iniciados no mesmo instante. Comecei com as impressões. Primeiro, uma foto do hotel onde eu me hospedaria; depois, uma foto do local do evento. Verifico a rota e então imprimo outros pontos que precisam ser familiares no dia — talvez uma rua que precisarei percorrer, ou uma estátua pela qual passarei. Assim, haverá alguma familiaridade quando o dia chegar. Não demora muito para eu ter uma pilha de fotos, e todas vão para minha pasta cor-de-rosa, prontas para o dia em que precisarei delas.

Eu me preparo para sair de casa no escuro. Marquei o táxi alguns dias antes. Conforme a hora marcada se aproxima e não vejo um carro da janela da minha sala, pego o telefone. Eles não se surpreendem quando eu ligo, é claro, e me garantem que o carro está marcado e chegará em pouco tempo. Mas a ansiedade já se instaurou, e, com ela, a vigília do relógio. Preciso que tudo aconteça segundo o cronograma, para conseguir pegar o trem. Começo a bolar um plano B, só para garantir. Calculo um tempo de espera nas estações para focar meus pensamentos, avaliar o próximo passo.

Pego o trem a tempo, lógico, mas há três trocas que preciso fazer, e a preocupação me corrói por dentro. Tento manter a calma tirando fotos pela janela com meu iPad; o sol está nascendo por trás de um campo cheio de turbinas eólicas. O terceiro trem chega na hora, mas está muito cheio. Preciso deixar a mala ao meu lado, senão me esquecerei dela, só que não tem espaço, então a coloco no bagageiro. Encontro o assento de janela que reservei, mas ele está ocupado por uma pessoa. Eu a deixaria lá se pudesse, mas olhar a vista passando e tirar fotos é meu jeito de permanecer calma em um trajeto que, caso contrário, seria dominado pelo medo, então preciso avisar que ela está sentada no meu lugar. Frequentemente recebo estalos de língua e suspiros, mas, hoje, a pessoa é muito gentil e levanta sem criar caso. Eu sento, me sentindo feliz, e imediatamente programo alarmes no celular para me lembrar de saltar quando estiver chegando em Birmingham, e outro para me lembrar de pegar a mala.

Tudo segue de acordo com o plano, porém, quando nos aproximamos de Birmingham, escuto uma música vindo de algum lugar e começo a cantarolá-la, porque ela parece familiar. Então percebo que ela está vindo de mim — o alarme que programei para pegar a mala.

Eu cheguei. Sinto uma pontadinha de orgulho, mas então me lembro: Birmingham New Street, a estação que mais detesto, cheia de saídas, cheia de gente. Fico vagando por um tempo, tentando controlar meus medos. Muitos trens foram cancelados e viagens atrapalhadas, então há pessoas impacientes por todo canto, trabalhadores cansados vindo de todas as direções, e, no meio disso tudo, preciso entender como sair da estação. Puxo minha mala até a parede, sinto o frio dos tijolos penetrando minhas costas enquanto espero o caos diminuir. Conforme mais trens param na estação, fico esperando meus pensamentos desanuviarem. Após um tempo, vejo um rosto sorridente e pergunto: "Qual é a melhor saída?" E me mostram.

Estou na rua agora. Ela está mais agitada que a estação, e os arredores são desconhecidos. Tiro o arquivo de fotos da mochila e folheio as impressões, mas não consigo encontrar nada que eu reconheça. O pânico poderia começar a ganhar força, se alimentando da minha lógica, ganhando mais espaço. Pego meu iPad e as fotos, sentindo a calma se instaurar, uma distração do medo, alguns momentos de pensamento límpido, calmo, me lembrando do que fazer.

Encontro um café de aparência simpática, com uma lona vermelha bonita e toalhas de mesa de algodão. Vou até ele e entro, pedindo uma xícara de chá. Encaro a bebida bege, misturando o leite com minha colher, o cheiro quente subindo até mim, e então abro o aplicativo de caminhada no iPhone para conseguir encontrar o caminho para o hotel. O trajeto desde a estação de trem só deveria levar cinco minutos, lembro a mim mesma. Ergo o olhar e pergunto a outro cliente no café se ele sabe onde o hotel fica. A pessoa me responde com um olhar inexpressivo, balançando a cabeça em um pedido de desculpas. O aplicativo demora um pouco para carregar, mas continua sem funcionar quando termino meu chá. Pergunto ao funcionário no balcão. Ele não sabe, mas oferece uma sugestão, tentando ajudar. Decido sair quando meu aplicativo lentamente entra em ação. Ele manda que eu vire à esquerda, siga na direção da igreja de St. Martin, e então congela. Vejo um guarda, que olha para meu broche do Amigos da Demência enquanto falo. Ele conhece o hotel, mas diz que o aplicativo está me levando para o lugar errado.

— Não fica longe — garante ele. — É uma caminhada de dez minutos por esta rua, sem precisar virar para lado nenhum.

Sigo meu caminho, o tempo todo procurando pelo prédio que imprimi semanas antes, e então, de repente, vejo uma placa acima dos telhados, o nome do hotel em letras garrafais. Meus ombros relaxam enquanto sigo em sua direção, e vejo os rostos sorridentes, carinhosos e receptivos, quando entro no saguão.

Encontro meu quarto e tiro meu leite e saquinhos de chá da mala — nunca há o suficiente em quartos de hotel. Depois de tomar minha xícara de chá, já estou pensando na manhã seguinte, me perguntando como encontrarei o caminho de volta do hotel até a estação. Não adianta: terei que voltar para me certificar de que sei o caminho. Pouco depois, estou na recepção, tirando meu celular da mochila para fazer anotações enquanto volto pelo mesmo caminho. De repente, uma viatura passa correndo e a sirene me assusta, então pego meus tampões de ouvido cor-de-rosa na mochila e os coloco. O mundo emudece ao meu redor, me sinto mais calma agora, mais concentrada. Tiro fotos enquanto caminho, me sentindo mais aclimatada, como se eu já conhecesse esta rua, as lojas e os escritórios, portas e janelas coloridas.

Olho para o céu, e a luz está começando a diminuir. Sempre gosto de voltar para o quarto do hotel antes de escurecer, antes de meus olhos perderem a perspectiva e tudo se fechar ao meu redor, escuro e estranho. Em uma lanchonete, compro um sanduíche e uma bebida, e então volto para a segurança do meu quarto, olhando para o trânsito da hora do rush lá de cima enquanto tomo outra xícara de chá diante da janela.

Não consigo descobrir como ligar as luzes, então me viro com a luz do abajur na mesa de cabeceira. Consigo ligar a televisão, deixo uma cortina aberta para o caso de eu acordar no meio da madrugada e anoto o nome do lugar onde estou e o que vim fazer aqui em um Post-it. Só para garantir.

Acordo/durmo a noite toda, o que deixa meu cérebro fragmentado e incerto na manhã seguinte. Enquanto tiro o iPad da mochila e dou uma olhada nas palavras cruzadas para ver se Sarah fez alguma jogada, o mundo vai clareando lentamente. Agora, descubro como usar o chuveiro do quarto. Quando chego à conferência, duas horas depois, parecendo descansada e familiarizada com o lugar, ninguém sabe tudo que precisei fazer para chegar ali. Me orgulho disso.

Por que me coloco nessas situações? Bem, porque qual seria a alternativa? Não ir a lugar nenhum e ficar em casa, definhando? Acho melhor não. Essa não seria eu. Com ou sem demência.

O que faz tudo valer a pena — o trabalho, os preparativos, as viagens, a confusão e o cansaço — são as outras pessoas com demência que vêm falar comigo depois de uma palestra, ou que me escrevem após ler meu blog, e dizem: "Não tenho mais medo." Ou minhas filhas, que sempre falam: "Agora sei como ajudar mais a minha mãe." Recentemente, uma mulher escreveu o seguinte para mim: *Quando dirijo no meio da neblina ou da neve, sempre é mais fácil e menos assustador seguir a lanterna do outro carro à minha frente. Obrigada, Wendy, por manter sua lanterna ligada.*

Também faço isso por mim. Ser ouvida por profissionais me ajuda a acreditar que estou fazendo a diferença, mas ser ignorada me magoa, especialmente quando vejo que as coisas não podem mudar ou ser colocadas em prática por questões burocráticas. Digo que dar palestras em eventos e reuniões é o meu sudoku, mas quem não fica de saco cheio de jogar o mesmo jogo o tempo todo? Às vezes, me sinto tão cansada que só quero me esquecer da demência. Nesses momentos, tento me dar uma semana de folga, mas não por tempo demais, porque acabarei me esquecendo de como fazer as coisas mais difíceis, o que as tornaria ainda mais complicadas. É esse pensamento que permanece durante as tempestades. O medo é o maior motivador.

Faz dois anos que escrevo no meu blog. Dois anos compartilhando pensamentos, guardando informações para me lembrar delas. Antes da demência, eu nunca tinha lido um blog, muito menos escrito em um, mas nunca é tarde demais para aprender algo novo, nem mesmo para alguém com uma doença cerebral. Alguns meses atrás, em um dos encontros do Minds and Voices, eu estava tirando fotos do grupo no meu iPad quando Rita, outra mulher com demência, me cutucou.

— Você acabou mesmo de tirar uma foto usando isso aí? — perguntou ela.

— Sim — respondi, mostrando a foto do seu rosto sorridente.

— Nossa, mas que coisa! — exclamou ela. — Sei que meus netos têm um desses; vou pedir para eles me mostrarem nossas fotos.

Expliquei um pouco mais a ela.

— Aqui, existe um negócio chamado FaceTime para você falar com as pessoas e vê-las ao mesmo tempo.

— Mentira! — exclamou ela. — Como pode?

Nós voltamos para o grupo, mas ela ficou olhando com curiosidade para o tablet vermelho que eu segurava.

Um mês depois, a mesma mulher voltou toda sorridente e veio direto falar comigo.

— Minha neta me ensinou a ver nossas fotos, e nós fizemos aquele FaceTime. Ela apareceu bem na minha frente. Falando!

Rita estava tão orgulhosa de si mesma por ter aprendido a usar algo novo. Sei como eu me sinto isolada às vezes, sem conseguir pegar o telefone e escutar uma voz amigável do outro lado da linha, mas ser capaz de ver e falar com as minhas meninas me passa a sensação de estar menos excluída.

O Twitter foi outra coisa que abriu um novo mundo para mim. Meus antigos colegas de escritório costumavam brincar que, apesar de trabalhar em um ambiente voltado para o T.I., eu não entendia nada sobre tecnologia, então é irônico que eu não consiga mais passar meus dias sem ela. No começo, encarei o Twitter como um desafio para o meu cérebro, tentando entender como expressar tudo o que eu queria dizer em poucos caracteres. Passei uma eternidade treinando, mas sem coragem de clicar naquele botãozinho azul para publicar; enviar minhas palavras para o mundo era uma ideia apavorante. Então, uma noite, eu estava sentada na tranquilidade da sala de casa, apenas com a escuridão e o vazio que tomavam a janela me fazendo companhia. Eu me sentia solitária e me lembrei do Twitter. Abri o aplicativo, e lá estavam conversas entre pessoas do mundo todo, rolando no feed diante de mim.

Passei por inúmeras conversas, observando, até encontrar uma hashtag que me deixou curiosa: *#porquepesquisamos*.

Cliquei nela e encontrei um monte de profissionais da saúde, incluindo enfermeiros e pesquisadores, falando sobre engatar uma nova iniciativa e procurando pacientes dispostos a divulgar pesquisas científicas no Twitter. A conversa continuava enquanto digitei meu primeiro tuíte, hesitante: *Posso ser sua primeira paciente embaixadora?* Acrescentei um emoji de sorriso para ser simpática. Logo depois, veio a resposta dizendo que adorariam!

Aos poucos, fui participando de outras coisas, e logo me senti recepcionada e aceita. Naquela primeira noite, fiz novos amigos, pessoas que passei a conhecer na vida real. Até fui ao Parlamento com um deles para promover pesquisas científicas.

Agora, sempre que me sinto um pouco sozinha, abro o Twitter e converso com amigos virtuais que tenho pelo mundo todo. O Twitter traz o mundo exterior para perto.

Abro a porta da frente e tento cumprimentar a moça do outro lado com uma piada.

— Se você veio buscar meu cérebro, vai ter que esperar — digo. — Porque ainda estou usando ele!

Ela ri enquanto entra, e a recebo como sempre, oferecendo uma xícara de chá, pegando seu casaco e o pendurando perto da escada. Mas há algo por trás do meu sorriso, uma necessidade de fazer pouco caso das coisas, de evitar — mesmo por um instante — a seriedade do motivo da sua visita, porque vamos falar sobre o que acontecerá com o meu cérebro após a minha morte, já que decidi doá-lo para pesquisas científicas.

Quando você vive com uma doença degenerativa, existe um limbo estranho entre a vida e a morte, aquele equilíbrio entre saber que precisa lidar com as coisas, um reconhecimento do futuro, mas também uma necessidade imensa de viver o presente, de pensar apenas no momento atual e se esquecer de que isto está acontecendo. Só que a natureza da demência significa que só há uma coisa que não posso esquecer: a doença, que me segue aonde quer que eu vá, se infiltrando em todos os momentos. Por mais que eu tente me adaptar à pessoa que ela me tornou, nem sequer um dia passa sem que eu deseje que ela desapareça tão rápido quanto chegou. Quero ter conversas sem incluir seu nome, quero voltar a ser anônima no mundo.

Nós sentamos no meu solário, fazendo os mesmos testes de memória que sempre fazemos, a mulher escrevendo em um arquivo que será analisado após minha morte. Tento afastar esse pensamento, lembrar a mim mesma por que aceitei doar meu cérebro para pesquisas, lembrar como será maravilhoso se, depois da minha partida, meu cérebro oferecer pelo menos uma pista sobre a doença, ou confirmar alguma teoria científica. É uma sensação engraçada, mas reconfortante.

Ela vai embora após uma hora, e novamente fico sozinha com meus pensamentos. Estou triste e não sei por quê. Nós passamos a última hora conversando sobre o fim, algo que sou incapaz de discutir com as duas pessoas que mais amo, Gemma e Sarah. Isso faz sentido como mãe, claro que faz, mas são conversas importantes que precisam acontecer, e sempre há pontos para serem acrescentados na lista, só que, às vezes, fico me perguntando: nós já não fomos corajosas o suficiente?

Sei que não fui tão bem nos testes de memória quanto antes — espiei os resultados por cima do ombro dela e senti meu coração se apertar um pouco. Também tenho certeza de que não fui tão articulada quanto em sua primeira visita, dois anos atrás, porque a fala está me abandonando. É cada vez mais difícil encontrá-la; as palavras demoram demais para sair, e desisto das frases no meio do caminho, porque o argumento que eu queria oferecer é esquecido antes de ser concluído. Pego o celular e olho para minhas conversas de WhatsApp, as mensagens trocadas rapidamente entre amigos, acompanhadas de emojis sagazes que nos fazem rir. Mas isso só acontece com a palavra escrita. Não consigo ter as mesmas conversas em voz alta agora, e essa percepção faz um pensamento surgir: *Consigo continuar assim?*

Eu o deixo de lado rapidamente; não quero pensar nisso. Quero dar as costas para o presente sem precisar seguir essa linha de raciocínio, mas o presente muda a cada dia. A versão de mim que sou hoje é diferente de quem eu era um ano atrás. Estou perdendo minha identidade, e isso é mais assustador do que qualquer outra coisa, porque ela é tudo que tenho — é tudo que todos nós temos. Aquilo que chamamos de "eu". Posso contar com essa nova versão, a que tem memórias tão confusas sobre o que aconteceu no passado? E a versão que serei daqui a seis meses ou um ano, ela vai conseguir articular que é capaz de se cuidar? Ela vai querer continuar?

Releio uma publicação recente no blog que menciona uma mulher no Festival WOW que disse que tinha feito uma reserva na Dignitas, a clínica de eutanásia na Suíça. Admirei sua determinação e coragem na época, mas, hoje, sei que eu não seria capaz de fazer algo assim — por causa das minhas meninas. Também porque não estou pronta, é lógico. Mas a versão que serei daqui a um ano saberá disso? Posso contar com ela para articular meus desejos? Assisti a um vídeo de mim mesma dando uma palestra recentemente e não reconheci a mulher na tela. Não conheço a voz nem a forma como ela fala, então a pessoa que conheci por 58 anos já partiu. Eu a mantenho viva onde posso — em um texto engraçado no blog, uma mensagem de WhatsApp, um e-mail ou uma piada escrita para alguma palestra. A versão real de mim está presa aqui dentro? É ela que fala para o exterior? Uma delas é uma fraude?

Agora passo a vida lembrando as pessoas com demência — ou as que cuidam delas — que elas podem viver bem. Mas algumas, como aquela mulher no Festival WOW, escolhem morrer bem também. Eu teria mais opções se tivesse câncer — pelo menos poderia simplesmente recusar o tratamento —, porém essa doença faz com que o sofrimento seja perpetuado enquanto o cérebro quiser. Sou impotente. Impotente para viver como desejo, então tento recuperar o controle onde consigo, apesar de sentir em muitos dias que estou lutando uma guerra que vou perder de qualquer jeito — e realmente estou. Também sou impotente diante da morte. Eu iria para a Suíça se não precisasse morrer sabendo que minhas filhas teriam que fazer a viagem de volta sozinhas. Se suicídio assistido fosse legalizado neste país e eu soubesse que minhas meninas não teriam problemas depois se eu precisasse de ajuda para isso, então eu seria a primeira da fila. A única coisa que restaria seria a questão do quando, e é nesse limbo em que vivo. Quero continuar por tempo o suficiente para me ver chegar cada vez mais perto da beira do abismo? Como saberei se cheguei perto o bastante? Quando eu tiver certeza — no momento em que ele estiver tão próximo que conseguirei olhar para baixo e enxergar o vazio — será tarde demais para decidir?

Há, obviamente, mudanças que podem ser feitas no meio-tempo. Sei que existe um prazo de validade para minha capacidade de morar sozinha. Talvez existam opções que ainda não tenha descoberto ou explorado. Quanto tempo posso pegar emprestado da demência ao programar alarmes no meu iPad para comer e tomar remédios? Essas coisas me ajudam a cumprir as funções básicas para cuidar de mim mesma. Minha versão atual não quer ir para uma casa de repouso. Mas e a versão que me tornarei? O que será que ela vai achar de uma clínica de repouso? Eu não a conheço ainda, mas me esqueci de quem veio antes, então também não consigo confiar completamente nessa versão de mim. É por isso que prefiro o presente.

Você se lembra daquela corrida para o hospital? Impossível que tenha esquecido justamente isso. Você estava sentada na frente do carro, segurando sua barriga inchada, a pequena vida no seu interior apelidada de "graveto" nos últimos nove meses, apesar de você estar carregando um nome melhor para ela na sua mala. Você desejou que o trânsito desaparecesse: era a única coisa que podia fazer, porque não eram as suas mãos comandando o volante, eram as dele.

Algumas horas depois, você estava sentada na beira da sua cama, com o queixo nas mãos, hipnotizada pelo serzinho enroscado em cor-de-rosa ao seu lado, tão embalado que apenas seu rostinho perfeito permanecia visível. Você queria desembrulhá-la, como se fosse um presente de Natal, e segurar as mãos em miniatura nas suas, mas, um segundo depois, observá-la dormir voltava a ser suficiente, espiando de vez em quando o cartãozinho de borda cor-de-rosa no berço — mais do que tudo, para acreditar que aquilo era real. Sarah Mitchell havia chegado ao mundo quatro dias depois do aniversário do seu pai.

A segunda vez aconteceu três anos depois, e ainda faltava um mês para a data do parto, mas os médicos estavam incomodados e mandaram que você fizesse outra ultrassonografia em um hospital diferente. Você foi dirigindo sozinha, sem esperar nenhuma surpresa, mas duas horas depois segurava outro bebê em seus braços, fascinada com todo o amor que tinha encontrado para esta também. Agora, o cartão cor-de-rosa no berço dizia: Emma Mitchell. Mas algo naquele nome não parecia certo. No dia seguinte, você ouviu passinhos subindo a escada até a ala.

— Mamãe! Mamãe! — Uma vozinha ansiosa para ver o que havia dentro da sua barriga.

— Olha quem veio te conhecer — disse você, apresentando as novas irmãs.

De um suspiro de surpresa se formou um sorriso.

— Quando você volta pra casa, mamãe?

— Daqui a pouco.

E então você tirou o cartão do berço, mostrou para o pai delas como tinha escrito um "G" na frente, de caneta.

— Você não acha que Gemma é mais a cara dela? — perguntou.

Você prometeu para cada uma de suas bebês que sempre estaria ao lado delas.

Sei que já existiu uma versão de mim para quem minhas filhas ligavam a qualquer momento do dia, quando não sabiam o que fazer ou precisavam de uma carona para casa. Sei que eu sempre salvava o dia. Mas, agora, esta é minha nova versão. Presa na estação de trem de Leeds. Com meu trem atrasado e o pânico dominando meu estômago, mando uma mensagem para Gemma no WhatsApp: *O trem atrasou*. E um emoji revirando os olhos. É fácil parecer calma por mensagem. Mas, por dentro, meu coração começa a disparar. Fico olhando para o quadro de avisos. Ele apenas diz: *atrasado*. Mando outra mensagem para Gemma, perguntando se ela pode me buscar uma hora depois do combinado. Mais emojis revirando os olhos. E então o quadro apaga. Eu me preparo para alguma notícia, mas ele pisca de novo um instante depois: *atrasado*.

Ligo por FaceTime para Gemma.

— Não sei o que fazer!

Ela deve notar meu pânico. Sua voz é calma.

— Não tem problema — diz ela. — Você consegue ir daí para Doncaster?

— Não sei. — Olho ao redor. A estação parece mais movimentada do que da última vez que olhei. — Ah, espera, consigo. O quadro diz Doncaster. Já vai sair.

— Ok, pegue esse trem. Manda uma mensagem quando você estiver dentro dele e quando chegar lá.

Encerro a ligação, seguindo suas instruções quando estou no trem, quando relaxo na poltrona, quando estou a caminho de casa.

Ela está lá, esperando por mim. Minha salvadora.

Mas não deveria ser assim, eu não deveria ser resgatada pelas minhas meninas. Quando recebi o diagnóstico, todas nós estávamos no escuro. O limbo ainda não havia chegado, já que não sabíamos o que esperar. Agora, vivemos nele.

Em certa ocasião fui visitar um hospital de cuidados paliativos, e minhas filhas esperavam que eu chegasse às 18 horas, mas fiquei conversando e me esqueci. Quando olhei para o telefone, tinha 13 chamadas perdidas delas e infinitas mensagens. Agora, elas usam um aplicativo com GPS para saber se estou exatamente onde deveria. Mas isso só significa que recebo mensagens aleatórias perguntando: *Mas que raios você foi fazer em Durham?*

Algumas semanas atrás, fui fazer compras com Sarah. Compramos tudo de que precisávamos e colocamos as sacolas na mala do carro. Fui guardar o carrinho, dizendo a ela que voltaria logo, mas acabei me distraindo com a ideia de comprar adubo para o jardim. Quando saí da loja, empurrando mais duas sacolas pesadas, Sarah estava apavorada.

— Eu não sabia aonde você tinha ido — disse ela com um olhar preocupado que eu conhecia tão bem, o mesmo que estampava meu rosto sempre que as meninas saíam de perto de mim sem que eu percebesse quando eram pequenas.

— Só fui comprar adubo — expliquei.

Mas Sarah não sabia disso, e sinto muito por ela precisar se preocupar tanto comigo. No geral, as meninas enxergam o melhor de mim, ou pelo menos é isso que gosto de pensar. Elas raramente me veem triste, porque ver seus rostos me deixa instantaneamente feliz, o amor que sinto por elas passando por cima de qualquer confusão que encarei naquele dia, afastando de imediato qualquer mágoa ou vazio. Talvez, então, seja ainda mais surpreendente quando as coisas dão errado e de repente preciso da ajuda delas.

Mas me proteger em plástico-bolha não seria bom para nenhuma de nós. Não fiz isso com elas quando eram adolescentes, já que uma mãe precisa deixar as filhas cometerem os próprios erros; é assim que aprendem o que podem ou não fazer. Talvez minhas meninas pensem o mesmo sobre mim. Elas só permanecem a postos, esperando por uma ligação.

As imagens vinham com tanta nitidez às vezes: um flashback para outra era, um arquivo tirado da prateleira muito tempo atrás. Você nunca sabia o que seria. Desta vez, você tem apenas meses de idade, as perninhas gordas cobertas no topo por uma fralda de pano, os dedinhos agarrando as barras do berço, e, além dele, as chamas bruxuleantes na lareira. Você fecha os olhos e sente o calor delas como se fosse ontem. O tempo perdeu o significado; você é bebê de novo, só por um instante. E então a névoa se dissipa, e você volta ao presente.

O sol entra brilhando pelas cortinas, um novo dia espia pela janela. Tento dormir, mas é impossível. Principalmente hoje. Em vez disso, levanto. Estou no ônibus do vilarejo indo para a cidade em busca de algo para ocupar meu tempo. Passeio pelas lojas e tomo uma xícara de chá, sabendo que qualquer outra coisa fará meu estômago se revirar como uma máquina de lavar roupa. Hoje, Sarah, Gemma e Stuart me deram de presente meu primeiro voo em um planador. Olho para o céu perfeito sobre mim, sabendo que estarei lá em cima daqui a pouco. Eu estava com tanto medo de cancelarem por causa do tempo ruim, mas não há uma nuvem no céu azul. Quando Gemma e Stuart chegam para me buscar, estou em casa, parada ao lado da porta, com o casaco e a bolsa a postos.

— Pronta? — pergunta Gemma com um sorriso imenso no rosto.

— Sim. Mal posso esperar.

Sarah nos encontra no aeródromo, comigo pulando de empolgação. As meninas estão bem mais nervosas. Começamos assistindo a um vídeo com instruções de segurança.

— Você precisa assistir isso para se lembrar de como usar o paraquedas em caso de uma emergência — avisa o instrutor, sério.

Sinto os olhares das meninas em mim. Olho para elas com uma expressão vazia que concorda que guardaremos segredo, que será impossível para mim lembrar, então ninguém fala nada. Mas devo ter sido convincente o bastante para ele, porque então atravessamos o aeródromo de carro até o ponto em que os planadores decolam, rebocados pela pista por um avião normal, o piloto do planador soltando o cabo depois de chegarmos na altura certa. Meu estômago dá outra cambalhota, e fico grata por não ter tomado café da manhã. De repente, noto um dos instrutores puxando Sarah e Gemma para um canto, não longe o suficiente para que eu não escute:

— A mãe de vocês tem condições de fazer isso?

As meninas olham para mim, e, por um instante, me sinto triste. Odeio quando as pessoas falam sobre mim e não comigo.

— Por que você não pergunta para ela? — sugerem as duas.

A tristeza desaparece em um instante.

— Não precisa se preocupar — digo, rindo. — Não vou surtar e agarrar os controles.

O clima fica mais leve, e todo mundo ri.

Alguns momentos depois, é a minha vez. O piloto me prende no banco da frente do planador e senta atrás de mim. Olho para o espaço apertado em que estou; há algumas alavancas e controles.

— Lembre de nunca encostar nesta alavanca — instrui o piloto. — E não mexa na dobradiça perto da janela.

Faço uma anotação mental, desejando ter trazido um Post-it e uma caneta na mochila vermelha.

— Você se lembra do que precisa fazer em caso de emergência? — pergunta ele. — É igual ao vídeo.

Concordo com a cabeça no automático.

— Sem problema — digo, tentando resistir à imagem de mim em queda livre, despencando de 1500 metros de altura. *Mas que ótimo jeito de morrer*, penso, sorrindo sozinha.

O avião está preso com uma corda na parte dianteira do planador, e aceno e sorrio para Sarah, Gemma e Stuart, que parecem bem mais nervosos do que eu me sinto.

— Você está feliz em voar? — pergunta o piloto atrás de mim, e então partimos, o avião taxiando rumo à pista, a corda esticada, enquanto nós o seguimos lentamente.

E aí, como em qualquer outro voo, estamos ganhando velocidade, o mundo passa rápido por nós, vejo o chão desaparecendo aos poucos, e estamos no ar, cada vez mais alto, o som do motor do avião-reboque diante de nós. Conforme subimos, olho pela janela, para os retalhos de campos sob nós. Viro a tempo de ver a corda entre nós e o avião se soltar, nosso reboque se distanciando, e então ficamos sozinhos, planando pelo ar em um silêncio quase absoluto, apenas o som suave do vento passando e das nuvens lá em cima parecendo tão perto que eu poderia tocá-las. Eu esperava mais barulho, mas na verdade é tão tranquilo. Passo meu tempo em terra firme tentando silenciar o mundo, mas é aqui que encontro silêncio.

— Tudo bem? — pergunta subitamente uma voz atrás de mim.

— É maravilhoso — digo, hipnotizada.

Olho para minhas mãos abaixadas e vejo meu celular preso ao punho. Eu o levanto e começo a tirar fotos, primeiro uma selfie sorrindo, e então uma com o piloto — muito sério — no fundo.

— Quer dar uma volta enquanto procuramos por uma bolha de ar? — pergunta ele, parecendo mais tranquilo agora que viu que estou me divertindo.

— Ah, sim — digo, grata por qualquer tempo extra que possamos continuar no ar.

Nós vamos mais e mais alto, subindo noventa metros por minuto. No chão, campos amarelos de colza sorriem, cidades pequenas parecem maquetes de vilarejos, e olha só — há uma casa escondida dentro de um pomar; o mundo está revelando seus segredos para nós. Então vejo um ônibus vermelho e creme familiar em uma longa estrada reta, o mesmo que peguei tantas vezes para York; o ônibus parece tão minúsculo daqui, como se eu pudesse pegá-lo da estrada com minhas mãos. Tiro fotos de tudo, sem jamais tirar o sorriso do rosto até sentir uma leve queda de altitude. Verifico com o piloto — está na hora de voltar para o chão. As construções minúsculas vão ganhando tamanho conforme nos aproximamos do solo, e então chegamos com uma aterrissagem surpreendentemente tranquila — apenas uma batida no chão e um leve sacolejo. Recepciono nossa volta à terra com um suspiro feliz.

Um trator vermelho nos puxa pelo aeródromo, rumo a braços que acenam: Sarah, Gemma e Stuart, com olhos iluminados, empolgados para saber como foi. Vou me lembrar? Será que consigo me recordar de cada momento maravilhoso? Tenho minhas fotos, minha visão aérea do mundo. Prometo que essa é uma memória que a demência jamais roubará de mim. Será que já falei isso antes?

Nós comemoramos com uma xícara de chá, e então chega a hora de irmos embora. E agora? Quem sabe? Minha única certeza é que preciso agarrar essas oportunidades com as duas mãos enquanto posso. No caminho para a saída, vejo um pôster de *Wing-walking*, em que você anda sobre as asas de um avião...

Um dia bom pode se tornar enevoado em um piscar de olhos. Hoje, aconteceu enquanto eu digitava. O primeiro sinal foi quando minha cabeça começou a lutar para acompanhar as palavras à minha frente. A névoa veio, como se eu estivesse dirigindo por uma estrada com neblina. Tudo se tornou mais lento — o tempo e as ações —, e meus pensamentos ficaram mais fragmentados, como filetes de nuvem, incompletos. Agora, sei o que fazer. Me preparei. Preciso deitar, ou pelo menos ficar parada. Vou ao quarto e deito na cama, puxando a coberta sobre a cabeça, bloqueando o sol de meio-dia que entra brilhando pela janela. E, assim, o mundo exterior desaparece. A versão de mim que fica ali é apenas um corpo. Minha versão positiva está em algum lugar, e um entorpecimento, um vazio, substitui minha mente agitada, criativa. Quero que o sono venha e me leve embora, que despeje sua anestesia leitosa no meu cérebro, levando embora toda lama e deixando para trás um dia mais ensolarado. Olho para o relógio, mas os números não fazem sentido...

Acordo. Ainda está claro. Onde eu estive? O sol brilha dentro do quarto, mas o edredom me cobre até o queixo. Está quente, e percebo que estou completamente vestida. Tiro o edredom de cima de mim e fico deitada ali, imóvel. Escuto uma música no rádio, mas não reconheço a canção. Demoro mais um pouco antes de virar para o relógio ao lado da cama: 15h25. Segunda-feira, 10 de abril de 2017. Há quanto tempo estou aqui? Quando a névoa baixou? Um homem está falando — o DJ da rádio. Tento entender suas palavras enquanto elas pairam pelo quarto como borboletas. Pego uma, depois outra e outra. É Steve Wright. Uma voz familiar. Estou voltando.

Fico deitada aqui, deixando minha cabeça afundar no travesseiro, enquanto as árvores do outro lado da janela vão se tornando mais familiares. Noto, centímetro a centímetro, o céu azul entre os galhos, depois os pássaros. Hora de me mexer. Desço a escada arrastando os pés e vou até a cozinha, onde me sirvo um pouco de aveia em uma tigela. Acrescento o leite e ligo o micro-ondas. Descasco uma banana e a coloco ao lado da tigela, pronta. Meu estômago não envia qualquer sinal para o meu cérebro, e não estou com fome, mas algo me diz que preciso de combustível para ligar o motor. O micro-ondas solta um zumbido, o som se espalhando pela cozinha.

Vejo pássaros do lado de fora da janela. Vou até o quintal para encher os comedouros, mas estremeço. Há um frio no ar que o sol não esquenta, então volto para a cozinha e vejo uma banana descascada sobre a bancada; isso me lembra do mingau. Abro a porta do micro-ondas e encontro aveia com leite transbordando pelas laterais da tigela. Leite demais ou o tempo errado? Uma das duas coisas, com certeza. Pego o pano de prato enrolado que espera ao lado e o dobro ao redor da tigela. Corto a banana por cima e volto para o andar de cima. Deito de novo na cama, com as laterais da tigela esquentando minhas mãos sobre o pano de prato. O rádio toca "All My Loving", dos Beatles, uma favorita do passado. Eu como, mas não sinto fome. O pano de prato grudou na tigela. Como isso aconteceu? O mingau deve ter transbordado no micro-ondas.

Termino a comida e coloco a tigela sobre a mesa de cabeceira. Pego o iPad e ligo a tela. Sei como é o processo de me reiniciar. Abro o jogo de paciência e clico nas cartas, uma por uma, devagar no começo, perdendo a chance de movê-las, e então tudo vai voltando aos poucos: o dez vermelho precisa do nove preto; o dois de copas vai no topo do Ás.

Estou de volta, acho. Quase...

AGRADECIMENTOS

O primeiro agradecimento precisa ir para Anna Wharton, sem a qual esta semente de ideia jamais teria germinado. Foi um processo de aprendizado tão grande para nós duas, mas ele foi preenchido com tantas risadas — por emojis — e muitas emoções compartilhadas. Às vezes, há pessoas que entram na sua vida e você sabe que permanecerão do seu lado para sempre, e Anna é uma delas.

Para Jon Elek da United Agents, um obrigada especial por enxergar potencial no nosso livro e nos oferecer tanto apoio. Obrigada, é lógico, a Alexis Kirschbaum por ter a presciência de assumir o papel de editor, e a toda equipe maravilhosa da Bloomsbury Publishing, incluindo Sarah Ruddick, Emma Bal, Natalie Ramm e Jasmine Horsey.

Para a Alzheimer's Society, quero agradecer por me oferecer tantas oportunidades maravilhosas; e obrigada a muitos outros, numerosos demais para mencionar, por perguntar se eu queria participar de seu trabalho.

Quero agradecer especialmente a Emily e Damian por organizarem o York Minds and Voices — não para se beneficiarem financeiramente, mas apenas porque sentiram que havia necessidade de pessoas com demência se conhecerem. Sem esse acesso a outras pessoas com demência e seu amor e entusiasmo no começo, talvez eu estivesse em uma situação muito diferente agora.

Mas, acima de tudo, quero agradecer às duas pessoas mais preciosas na minha vida: minhas filhas, Sarah e Gemma. Sem seu apoio, compreensão, risadas, amor e disposição a aprender comigo, eu estaria completamente perdida e muito solitária.

Por favor, fique à vontade para ler meu blog, em inglês, no qual falo sobre a vida com demência:

www.whichmeamitoday.wordpress.com.

Ou me siga no Twitter: @WendyPMitchell.

Este livro foi composto na tipografia Perpetua Std,
em corpo 13,25/12, e impresso em
papel off-white no Sistema Cameron da
Divisão Gráfica da Distribuidora Record.